INFO3 VERLAG

♅

☾

☿

♀

☉

♂

♃

♄

FRANK MEYER

Das Geheimnis DER METALLE

VOM MYTHOS
ZUR PRAKTISCHEN ANWENDUNG
IN DER ANTHROPOSOPHISCHEN MEDIZIN

Erste Auflage 2012
Zweite erweiterte Auflage 2016
Dritte Auflage 2021

Typographie und Gestaltung: Frank Schubert, Frankfurt am Main
www.frankundfrei.me
Druck und Bindung: Beltz Bad Langensalza GmbH, Bad Langensalza
ISBN 978-3-95779-043-9

INHALT

♁

☾

☿

♀

☉

♂

♃

♄

Warum Metalle?

Die Therapie mit Metallen bildet das Herzstück der Anthroposophischen Medizin. Zubereitungen aus Metallen werden bei den unterschiedlichsten Krankheitsbildern sowohl als Einzelmittel als auch als Bestandteile anthroposophischer Arzneimittel-Kompositionen eingesetzt. Metalle und Metallverbindungen werden, meist in potenzierter Form, in Form von Tabletten, Tropfen, Pulvern eingenommen, injiziert oder als Salbe aufgetragen. Für die anthroposophische Krebstherapie verarbeitet man bestimmte Metalle gemeinsam mit Mistelsäften, um dann als Iscador mit Metallzusatz die krebshemmende Wirkung der Mistel in bestimmte Organgebiete zu richten und sie zu verstärken.

ANTIKE WURZELN

So weit verbreitet die Behandlung mit Metallen auch ist, so wenig bekannt ist sie und so wenig wissen oft selbst überzeugte Nutzer Anthroposophischer Medizin über ihre Hintergründe. Das hängt sicher damit zusammen, dass viele Menschen „Naturheilmittel" unbewusst fast selbstverständlich mit pflanzlichen Arzneimitteln gleichsetzen. Wenn sie in Wirklichkeit keine pflanzlichen Mittel, sondern Substanzen mineralischer oder auch tierischer Herkunft einnehmen, sind sie sich dessen oft nicht bewusst. In meiner Praxis werde ich oft gefragt, „Gibt es da nicht auch etwas Pflanzliches?", wenn Patienten nach Alternativen zur Schulmedizin suchen. Nach Metallen hat mich dagegen bisher noch kein einziger Patient von sich aus gefragt.

Zunächst einmal scheint es ja auch gar keine große Rolle zu spielen, aus welchem Naturreich ein bestimmtes Arzneimittel stammt. Hauptsache, so könnte man meinen, die Wirkstoffe, egal ob von Mineral, Tier oder Pflanze oder voll synthetisch hergestellt, haben die gewünschten Effekte im Körper. In der Anthroposophischen Medizin kommt es jedoch oft gar nicht so sehr darauf an, bestimmte Stoffe verantwortlich zu machen. Natürlich legen die Arzneimittelhersteller größten Wert auf genaueste und fortlaufende Inhaltsstoffanalysen, um Qualität und Unbedenklichkeit der Medikamente zu sichern. Viel wichtiger noch als die stofflichen Analysen sind zum Verständnis der anthroposophischen Mittel und ihrer Wirkungen jedoch Fragen nach der Geschichte der entsprechenden Substanzen, nach ihrer „Biographie“ und der Beziehung zum Menschen vor dem Hintergrund der Evolution. Es geht weniger um die Substanzen als solche, als um den Prozess, aus dem die Substanzen hervorgegangen sind.

In diesem Kontext kommt den Metallen eine ganz besondere Rolle zu. Das gilt vor allem für die sieben sogenannten klassischen „Planetenmetalle“ (jeweils mit dem dazu gehörigen Planeten): Blei (Saturn), Zinn (Jupiter), Eisen (Mars), Gold (Sonne), Kupfer (Venus), Quecksilber (Merkur), Silber (Mond). Diese Zuordnungen von Metallen und Planeten (und darüber hinaus Gottheiten, Organen, Pflanzen, Tieren, Farben, Lauten, Berufen usw.) standen im Zentrum eines antiken Ordnungssystems, das sich noch aus alten magischen und mythischen Quellen, z. B. in Ägypten, Indien oder Griechenland speiste und erst im Mittelalter in Europa durch das naturwissenschaftliche Denken und die Philosophie der Aufklärung abgelöst wurde. Es ähnelt in vieler Hinsicht der taoistischen Lehre von den fünf Wandlungsphasen (Holz, Feuer, Erde, Metall, Wasser), die der Traditionellen Chinesischen Medizin zugrunde liegt und in der die kosmologische Dimension ebenfalls in Gestalt von Planetenbeziehungen auftaucht.

Der abendländischen Lehre von den Planetenmetallen wie auch der chinesischen Lehre von den Wandlungsphasen wird man nicht gerecht, wenn man in ihnen lediglich vorwissenschaftliche Weltbilder mit magischen Entsprechungen in Form starrer Analogie-Zuordnungen sieht. Vielmehr handelt es sich bei diesen in ihrem Ursprung spirituellen Systemen um Versuche, mit bildhaften Begriffen dynamische Prozesse im Bereich des Lebendigen zu erfassen und zu beschreiben, zyklische Vorgänge des Werdens und Vergehens, des Bewahrens, Ausgleichens und der Wandlung. Obwohl die einzelnen Elemente (z.B. Metalle oder Himmelskörper) aus der äußeren Natur abgeleitet sind, haben sie zugleich eine innere, geistige symbolische Bedeutung, die über die Außenwelt hinausweist und sich erst nach und nach aufschließt, wenn man mit einem solchen System arbeitet – sei es therapeutisch, künstlerisch oder indem man über bestimmte Zusammenhänge meditiert. Auf diese Weise kann die Beschäftigung mit den Metallen auch eine Möglichkeit zur Entwicklung von Kreativität und einen Weg zur Selbsterkenntnis des Menschen darstellen.

Dass sich das spirituelle System der Metalltherapie auch nach dem Siegeszug der naturwissenschaftlichen Medizin bis heute erhalten hat, ist vor allem das Verdienst von zwei geschichtlichen Persönlichkeiten: des individualistischen Wanderarztes Paracelsus (Philippus Theophrastus Aureolus Bombast von Hohenheim, 1493-1541), dessen Impulse viele Jahrhunderte über seinen Tod hinaus noch bis ins 20. Jahrhundert hinein wirkten, und von Rudolf Steiner (1861-1925), dem Begründer der Anthroposophie, sowie seinen Schülern. Das Verdienst um eine Neubelebung der Metalltherapie im 20. Jahrhundert gebührt neben Rudolf Steiner insbesondere der russischen Ärztin Alla Selawry (1913-1992), deren Buch *Metall-Funktionstypen in Psychologie und Medizin* (Heidelberg 1985, Reprint Berlin 2015) als modernes Standardwerk der Metalltherapie gelten kann, und zwar in jeder Hinsicht, sowohl was die naturwissenschaftliche Seite anbetrifft, als auch die mythologischen, psychologischen oder spirituellen Aspekte und die medizinische Anwendung.

NEUBEGRÜNDUNG DER SPIRITUELLEN METALLTHERAPIE

Als Rudolf Steiner zu Beginn der 1920er Jahre gemeinsam mit Ita Wegman, Ludwig Noll und anderen Ärzten die Grundlagen für die Anthroposophische Medizin legte, betonte er in seinen Vorträgen vor den interessierten Ärzten stark, einerseits an die naturwissenschaftliche Medizin zu Beginn des 20. Jahrhunderts anzuknüpfen. Andererseits versuchte Steiner, die traditionellen, spirituellen und erfahrungsheilkundlichen Systeme von der Alchemie bis hin zur Homöopathie zu integrieren. Denn aus diesen Elementen setzte sich die Medizin zusammen, die jene Ärzte praktizierten, vor denen er seine medizinischen Vortragskurse hielt und mit denen er Krankheitsfälle besprach. Dabei war es ihm ein besonderes Anliegen, anknüpfend an Paracelsus und die antike Mysterien-Medizin die spirituelle Metalltherapie neu zu begründen.

Allerdings ging es Steiner nicht darum, alte Traditionen einfach weiterzuführen. In seinen Ärzte-Vorträgen versuchte er vielmehr die Mediziner anzuregen, eine eigene, individuelle, meditativ vertiefte Beziehung zu der umgebenden Natur, zu den Naturgeschöpfen und den Natursubstanzen zu entwickeln. Auf der Grundlage einer solchen individuellen Beziehung sollte es dann möglich sein, die Heilwirkung einer bestimmten Natursubstanz intuitiv zu erfassen.

AM ANFANG WAR DIE PFLANZE

Bei der Charakterisierung des Wesens der mineralischen Substanzen (zu denen auch die Metalle gehören) sprach Rudolf Steiner aus seiner anthroposophisch-geisteswissenschaftlichen Erkenntnis heraus, die er in den vorangegangenen zwei Jahrzehnten in Grundwerken wie *Theosophie* (1904) und *Die Geheimwissenschaft im Umriss* (1910) niedergelegt hatte.

Steiner war ein leidenschaftlicher Vertreter der Evolution. Allerdings stellte er die Evolution nicht so dar, dass es eine einfache aufsteigende Evolution vom Mineral über Pflanze und Tier zum Menschen gäbe, sondern so, dass alle Naturreiche einschließlich der Mineralien und Metalle aus dem Lebendigen hervorgegangen seien. Daher gebe es eine aufsteigende und eine absteigende Evolution, und man müsse den Ausgangspunkt „in der Mitte", beim Pflanzlichen nehmen, von dem die eine Evolutionslinie nach oben und die andere nach unten führe. Gerade für eine Erkenntnis der Beziehung zwischen Mineralien und Mensch müsse berücksichtigt werden, so Steiner im März 1920 vor Ärzten, dass das Mineralische aus dem Pflanzlich-Lebendigen hervorgegangen sei durch eine „niedersteigende Evolution" (Involution), der eine „aufsteigende Evolution" vom Pflanzlichen über das Tierische zum Menschlichen spiegelbildlich gegenüberstehe. Erst so würde „man dazu kommen, einzusehen, dass, indem man von der Pflanze zum Mineral hinuntergeht und namentlich (...) zu dem ganz besonders bedeutsamen Mineral, dem Metall, dass da in der niedergehenden Evolution Kräfte auftreten können, die in einem ganz besonderen Verhältnisse zu dem Spiegelbild, der aufsteigenden Evolution, stehen" (*Geisteswissenschaft und Medizin,* Rudolf Steiner-Gesamtausgabe Band 312, S. 70). Damit ist auf eine polare, spiegelbildliche Beziehung zwischen Metall und Mensch hingedeutet, bei der das aus einem Pflanzlich-Lebendigen hervorgegangene Metall dem entspricht, womit sich der Mensch über das Tierreich erhebt: Der in der anthroposophischen Menschenkunde so genannten *Ich-Organisation.* Diese Ich-Organisation stellt einerseits die Grundlage für die seelischen Ausdrucks- und Entwicklungsmöglichkeiten der menschlichen Persönlichkeit dar. Andererseits ist sie an der Gestaltung des individuellen menschlichen Leibes beteiligt und an der Regulation von Organprozessen, welche die Grundlage für die Entwicklung des menschlichen Willens und des handelnden, gestalterischen Eingreifens in die Außenwelt bilden. Außerdem ist sie auch an Stoffwechselvorgängen, Muskeltätigkeit usw. beteiligt. Je nachdem, ob wir in der Anthroposophischen Medizin die Ich-Organisation in der Lunge, im Herzen, in der Leber oder einem anderen Organ unterstützen wollen, wählen wir das entsprechende Metall, das diesem Organ *spiegelbildlich* entspricht. Für die Lunge wäre das beispielsweise das Quecksilber, für das Herz Gold, für die Leber das Zinn (siehe Tabelle auf S. 17 für eine einfache Orientierung).

Darüber hinaus werden Metalle je nach Konstitution und psycho-sozialem Typus eingesetzt, um den Menschen als Ganzen zu stärken und beispielsweise in Stressphasen oder bei der Überwindung von Krankheiten zu unterstützen. Spätestens bei der Erfassung solcher individueller, dynamischer „Metall-Funktionstypen" (Alla Selawry), die sich in stetigem Wandel befinden und immer Ausdruck einer einmaligen, individuellen Persönlichkeit mit ganz eigener Prägung sind, wird man mit einfachen Zuordnungen, wie sie in der Tabelle auf Seite 17 gegeben sind, nicht mehr weiterkommen. Vielmehr muss man wenigstens einmal das Wesen eines Metalls intuitiv erfasst, verinnerlicht und sich dann immer wieder neu vor das innere Auge geführt haben, um es später in der entsprechenden Situation unter einem ganz speziellen, individuellen Aspekt wiederzuerkennen.

Auch wenn der Mensch mit seinen Organen über ein „inneres Weltsystem“ verfügt (so Steiner in seinen Vorträgen *Eine okkulte Physiologie*, GA 128, S. 78/79), welches dem makrokosmischen Sonnensystem mit seinen Himmelskörpern entspricht, wenn er also die Naturreiche und Planeten gleichsam in sich trägt, so kann er doch nur existieren, indem er sich nach außen abgrenzt, Naturprozesse überwindet und Natursubstanzen auflöst, verdaut, umbaut und ausscheidet. Die dazu erforderliche Kraft stellt uns die Ich-Organisation zur Verfügung; das Ich ist „an diese Gegenarbeit, an diese reaktive Wirkung gebunden“, sagt Steiner in Vorträgen über *Geisteswissenschaftliche Gesichtspunkte zur Therapie* (GA 313, S. 40). In der Anthroposophischen Medizin versuchen wir, die Ich-Organisation bei dieser Aufgabe zu unterstützen, indem wir speziell zubereitete Metallpräparate in homöopathischen Dosen einsetzen, damit die Kräfte der Ich-Organisation stärken und, je nach Metall, in eine bestimmte Richtung lenken.

Einzelne Metalle wie das Eisen (z. B. im roten Blutfarbstoff Hämoglobin) oder das Kupfer (besonders konzentriert in der Leber) haben zwar ihre Bedeutung im menschlichen Organismus, für die meisten der sogenannten Planetenmetalle gilt das jedoch nicht. Blei und Quecksilber z. B. kennen wir nur als Gifte, was zunächst als ein Widerspruch zur Therapie mit solchen Metallen erscheint. Dieser Widerspruch löst sich auf, wenn man bedenkt, dass es eben bei der Metalltherapie nicht darum geht, dem Körper eine bestimmte Menge eines Stoffes, an dem er vielleicht einen Mangel hat, zuzuführen und den Mangel damit auszugleichen. Die Metalltherapie ist keine Substitution von Metallen, die dem Körper fehlen oder ihm durch ihre direkte Wirkung gut tun würden. Ziel der Metalltherapie ist es vielmehr, den Organismus zur Eigenleistung, die in der Überwindung des jeweils gegebenen Metalls besteht, anzuregen. Dabei entwickelt der Organismus reaktiv eine Gegenkraft, die im jeweiligen therapeutischen Kontext erwünscht ist. Therapie mit Metallen ist damit – wie viele Naturheilverfahren – eine Regulations- oder Reiztherapie, die den Organismus zur Eigenaktivität herausfordert, sich an die Möglichkeiten der Selbstregulation wendet und zur Heilung aus eigener Kraft anregt. Von manchen anderen Reiztherapien (z. B. Hydrotherapie, Heilfasten, physikalische Therapie) unterscheidet sie sich jedoch dadurch, dass sie sehr spezifisch eingesetzt werden kann, um spezielle Lebensprozesse in Organen oder bestimmte seelisch-geistige Funktionen zu unterstützen. Auch in Lebenskrisen und speziellen biographischen Situationen kann die Therapie mit Metallen hilfreich sein, indem sie persönlichkeitsspezifische individuelle Ressourcen mobilisiert.

PLANETEN-METALLE UND ZUGEHÖRIGE ORGANE

PLANET		METALL	ORGANE
Saturn	♄	Blei	Nerven-Sinnessystem, Milz, Knochen
Jupiter	♃	Zinn	Gehirn, Leber Gelenke, Sehnen
Mars	♂	Eisen	Kehlkopf, Schilddrüse, Galle, Blut, Muskulatur
Sonne	☉	Gold	Herz und Kreislauf, Thymus
Venus	♀	Kupfer	Niere, Nebenniere, Venen
Merkur	☿	Quecksilber	Lunge, Lymph- und Drüsengewebe, Schleimhäute
Mond	☾	Silber	Fortpflanzungs-und Harnorgane, Haut

♁

☾

☿

♀

☉

♂

♃

♄

BLEI

(Plumbum)

Das Saturnmetall

Blei ist ein giftiges Schwermetall (schwerer als Blei ist von den „Planetenmetallen“ nur das Gold), das sich durch graue Farbe, Weichheit, leichte Verformbarkeit und Schmelzbarkeit auszeichnet. In seiner Erscheinung stumpf und grau, fehlen dem Blei der Glanz und die Farbe anderer Metalle. Schon durch dieses äußere Erscheinungsbild wirkt Blei alt, tot und kalt. Blei ist ein extrem schlechter Wärmeleiter, auch Strom leitet es schlecht und auf Klänge wirkt Blei erstickend.

In der Alchemie galt Blei als das älteste Metall überhaupt und als Träger der Kräfte von Saturn, dem ältesten Planeten. Saturn ist der äußerste, kälteste und langsamste der klassischen Planeten. In einer Entfernung von 1,43 Milliarden Kilometern braucht er fast 30 Jahre, um die Sonne zu umrunden. Ein Saturnjahr dauert also etwa 30 Erdenjahre. Auf dem Saturn herrschen Temperaturen von ca. –140 Grad Celsius und es ist ewiger, tiefster Winter. Er besteht im Wesentlichen aus Gas und ist umgeben von 62 Monden und einem gigantischen Ringsystem aus Eis und Gesteinsbrocken. Saturn gilt von alters her als Planet des Todes, denn er scheint sich am Himmel kaum zu bewegen. Alt und schweigsam ist er „wie das wandelnde Gedächtnis unseres Planetensystems“ (so Rudolf Steiner in *Initiationswissenschaft und Sternenerkenntnis,* Gesamtausgabe Band 228, S. 18).

„So wie der Saturn am Rande des Sonnensystems mit seiner Umlaufbahn eine Grenze zieht, so steht das Metall Blei als Träger der Kraft des Saturns für unsere getrennte Existenz in einem sterblichen Leib."

Den Bezug zu den Kräften des Alters und des Todes zeigt auch das Planetensymbol des Saturns, das eine Sichel oder Sense und ein Kreuz darstellt. „Blei" hat zwei Gegenstandsworte als Anagramm: „Beil" und „Leib". Beide bringen etwas vom Wesen des Bleis zum Ausdruck. Das Beil dient wie Sichel und Sense dazu, wegzuschneiden, zurechtzustutzen, zu begrenzen. Abgrenzung ist eine Voraussetzung für Leibbildung, Individuation und damit verbunden Sterblichkeit.

So wie der Saturn am Rande des Sonnensystems mit seiner Umlaufbahn eine Grenze zieht, so steht das Metall Blei als Träger der Kraft des Saturns für unsere getrennte Existenz in einem sterblichen Leib. Saturn-Blei-Kräfte versetzen den Menschen in die Zeitlichkeit, machen ihn unabhängig von der Außenwelt und verleihen ihm die Gabe der Erinnerung. In der Mythologie war die Planeten-Gottheit Kronos-Saturn stets vergangenheitsorientiert, sie regiert das Greisenalter, begründet das Zeitmaß, aber auch Maß und Gewicht allgemein und schafft damit wichtige Voraussetzungen für die Handhabbarkeit der materiellen Welt. Was nicht passt, wird nach einem vorgegebenen Muster passend gemacht, wird weggeschnitten oder abgehauen.

♄

Blei als Träger der Saturnkräfte stattet uns als Inkarnationsmetall mit der nötigen Erdenschwere aus. In der Traditionellen Chinesischen Medizin wird der Saturn daher auch dem Element Erde zugeordnet. Wenn wir uns vorstellen, wir kämen aus einer anderen Galaxie und würden in einem Raumschiff unser Sonnensystem besuchen, dann würden wir als erstes in die Saturnsphäre eindringen, bevor wir später in den Einflussbereich der anderen oben genannten Himmelskörper gelangen. Vom Saturn ist alles ausgegangen, hier wurden die Fundamente unseres physischen Leibes gelegt, auf den Saturn als Planeten des Todes läuft am Ende unseres Lebens aber auch alles zu.

In der Natur kommt Blei nur sehr selten rein, sondern vor allem in Form von Erzen, insbesondere als Bleiglanz (Galenit, Blei(II)-sulfid) in Verbindung mit Schwefel in einem Mengenverhältnis von 1:1 vor.

Die lateinische Bezeichnung „Plumbum" kommt von der Verwendung als Siegel und Plombe seit der Antike; auch hier nutzte man also die Saturnkraft zum Abgrenzen bzw. zum Abschluss. Blei dient auch zur Abschirmung und Abgrenzung gegen Strahlung, z. B. in Form von Bleiplatten in Wänden und Decken oder als Bleischürze. Blei war und ist nicht nur Rohstoff für Schusswaffen und Geschosse und damit Grundlage für physische Kriege und Revolutionen. Auch die philosophischen und wissenschaftlichen Geisteskriege der Moderne wären ohne Blei undenkbar gewesen, denn sie wurden im Wesentlichen in Büchern, Zeitungen und anderen Formen des gedruckten Wortes ausgetragen, denen Blei in Form bleihaltiger Lettern zugrunde liegt. In Form von Geschossen und Munition wirkt Blei unmittelbar todbringend, ansonsten gab es viele Bleivergiftungen bedingt durch Trinkgefäße oder Wasserleitungen aus Blei sowie durch bleihaltige Anstrichfarben und Pigmente (Mennige, Bleiweiß). Gegenwärtig wird Blei vor allem in der Automobilindustrie für Batterien verwendet. Heute noch ist Blei als Material für das Bleigießen am Silvester-Abend recht verbreitet, eine Orakeltechnik, die schon im Altertum weit verbreitet sehr populär war. Dabei wird geschmolzenes Blei in ein Gefäß mit kaltem Wasser gegossen, wo es sofort unter lautem Zischen erstarrt. Die dabei entstehenden bizarren Formen muten oft ominös an und eignen sich damit zur Deutung.

Auch im Blick auf typische Erscheinungsformen des äußeren Menschen kann man sich an den Metallen orientieren. Der Blei- oder Saturntypus wirkt schon im jungen Erwachsenenalter ausgezehrt, hager, hohlwangig, vorgealtert, mit deutlich betonten Knochenstrukturen. Diese Menschen sind oft prinzipientreu, beharrlich, verschlossen, ernst und melancholisch, farblos-grau. Bei der Blei-Vergiftung wird die Sauerstoffversorgung der Gewebe gestört; chronisch Vergiftete wirken vorgealtert, abgemagert, verlangsamt, apathisch, leiden unter Muskelschwäche, Arteriosklerose und Bewusstseinsstörungen. Blei lagert sich vor allem im Knochenskelett an und wird dort gespeichert.

Die folgenden Hinweise dienen nur als Beispiele, sie sollen und können eine ärztliche Beratung nicht ersetzen. Eine Selbstanwendung der genannten Präparate ist möglich, bei unklaren oder länger andauernden Beschwerden ist jedoch unbedingt ein Arzt aufzusuchen.

Well-Aging mit Scleron

Therapeutisch wird Blei in der Anthroposophischen Medizin vor allem bei den sogenannten sklerotischen Erkrankungen eingesetzt, die mit Verhärtung, Überformung, Abkühlung in der zweiten Lebenshälfte einhergehen. Zur Anwendung kommt insbesondere eine spezielle, noch auf Rudolf Steiner zurückgehende Blei-Zubereitung, *Plumbum mellitum*, die in der homöopathischen Potenz D12 als Wirksubstanz in Tabletten mit der Bezeichnung Scleron enthalten ist. Eingesetzt wird Scleron (hergestellt von Weleda) bei beginnenden Skleroseprozessen, Konzentrationsschwäche, beginnender Demenz und vorzeitigem Altersabbau. Es lenkt die beim Alterungsprozess freiwerdenden leibgebundenen Kräfte auf die seelisch-geistige Ebene.

Bei der Herstellung von Scleron wird Blei mit Honig (Mel, daher die Bezeichnung „Plumbum mellitum" für den Wirkstoff von Skleron) und Rohrzucker vermischt und unter wiederholter Anwendung von Wärme miteinander verbunden, wobei das Blei geschmolzen und Honig sowie Zucker verkohlt werden. Durch die Verarbeitung mit den Zuckerstoffen wird die

Wirkung des Bleis auf die Ich-Organisation gesteigert. Die Festigkeit und die strukturbildenden Vorgänge werden aus ihrer zu starken Verankerung im Stoffwechsel, woraus die pathologischen Überformungs- und Erstarrungskräfte sowie Ablagerungsprozesse in den Gefäßen resultieren, herausgelöst. Dadurch können sie wieder mehr der freien seelischen Entfaltung der Persönlichkeit zur Verfügung stehen. Die Person kann so wieder freier, weiter, offener, beweglicher und zugleich seelisch gefestigter werden. Die Organe werden entlastet und wieder besser durchwärmt und durchblutet. Idealerweise setzt man Scleron zur Prophylaxe von Arteriosklerose und Demenz ein, um bereits beim ersten Vorliegen von Frühsymptomen dem Organismus Richtkräfte für ein gesundes Altern („Well Aging") zu geben. Scleron ist frei verkäuflich und eignet sich hervorragend zur Selbstmedikation. Dabei haben sich mehrmals jährlich durchgeführte 6- bis 8-wöchige Scleron-Kuren mit 1-mal 2 Tabletten täglich, morgens eingenommen, bewährt.

Weitere wichtige Indikationen für Blei sind Erkrankungen des Skelettsystems, des Knochenmarks, des Sinnessystems und des Milzsystems sowie Entwicklungs- und Abgrenzungsstörungen. Hier kommen neben reinem metallischem Blei vor allem auch Bleiverbindungen, z. B. Cerussit (Weißbleierz) und Pyromorphit (Grünbleierz) bei Knochenmetastasen oder Minium (Mennige) zur Unterstützung des Entzugs bei Alkoholismus. Eine andere Möglichkeit stellt eine Organeinreibung der Milz mit einer Blei-Salbe dar, am besten im Rahmen einer rhythmischen Massage nach Ita Wegman.

Bei Erkrankungen der Milz, des Blutes und der Lymph-Organe wie Leukämien und Lymphomen (sogenannter „Lymphknotenkrebs") kommen neben speziellen Bleipräparaten (z. B. Lien-Plumbum von Wala) auch Pflanzen zum Einsatz, welche die Signatur des Saturns tragen und über Bleikräfte verfügen. Hervorzuheben sind hier insbesondere die Winterpflanzen *Helleborus niger*, die Christrose, und *Helleborus foetidus*, die stinkende Nieswurz. Helleborus wurde neben der ebenfalls im Winter blühenden Mistel schon von Rudolf Steiner für die Krebsbehandlung empfohlen wurden. Die anthroposophischen Helleborus-Präparate haben sich mit ihren, neuerdings auch wissenschaftlich bestätigten, Zellwachstum und Zellvermehrung hemmenden (= antiproliferativen) „saturnischen" Kräften vor allem bei den soeben genannten bösartigen Krankheiten bewährt.

♄

♁

☾

☿

♀

☉

♂

♃

ZINN
(Stannum)

Das Jupitermetall

Naturheilmittel auf der Basis von Metallen haben eine jahrtausendealte Geschichte und sind tief in den spirituellen Traditionen in West und Ost verwurzelt. Heute sind sie eine Besonderheit der Anthroposophischen Medizin, denn sie wurden in den 1920er Jahren von Rudolf Steiner und seinen Mitarbeitern neu entdeckt. Sie werden eingesetzt, um Organsysteme und die in ihnen wirkenden Lebensprozesse gezielt anzusprechen und zu stärken. Dabei werden in der Regel kleinste, meist homöopathisch potenzierte Mengen des entsprechenden Metalls oder einer Metall-Verbindung gegeben. Das geschieht nicht etwa, um Mangelzustände auszugleichen, wie das z. B. der Fall ist, wenn man nach Blutverlusten Eisentabletten einnimmt. Anthroposophische Metallpräparate sollen Vorgänge der Selbstregulation anregen, die eine innere Verwandtschaft zu dem jeweiligen Metall haben – bzw. zu dem assoziierten Planeten oder Himmelskörper mit seiner Bahn als äußerem Ausdruck für die entsprechenden Lebensprozesse oder Seelenvorgänge. Zum Beispiel Silber für das Mondenhafte oder Gold für das Sonnenhafte in uns.

METALLE ALS LEITSCHIENEN

Im Krankheitsfall ist es oftmals nötig, gestörte oder entgleiste Prozesse wieder in „geregelte Bahnen" zurückzuführen. Potenzierte Metalle und Metallverbindungen, aber auch Pflanzen, die eine besondere Affinität zu bestimmten Metallen aufweisen (z. B. die Brennnessel zum Eisen, das leuchtend gelb blühende Johanniskraut zum Gold oder der saftige Löwenzahn zum Zinn, vgl. die medizinische Anwendung als Taraxacum Stanno cultum weiter unten) sollen dem erkrankten Organismus wieder „auf die Spur helfen" und als Richtkräfte auf dem Weg zur Gesundung dienen. Das geschieht, indem sie Selbstheilungskräfte anregen oder andere Therapien ergänzen bzw. deren Wirkungen auf ein bestimmtes Organsystem leiten, z. B. in der Krebstherapie mit Iscador, wo sie als „Leitschiene" für die krebswachstumshemmende Wirkung des Mistelpräparates dienen.

DER MENSCH ALS SIEBENGLIEDRIGES METALL

„Der Mensch ist ein siebengliedriges Metall", so lautet ein Grundsatz der Anthroposophischen Medizin (Rudolf Steiner in einem Ärztevortrag am 9. April 1920, *Geisteswissenschaft und Medizin*, Rudolf Steiner-Gesamtausgabe Band 312, S. 375). Unsere „Metallnatur" können wir uns wie einen Regenbogen vorstellen – wobei die einzelnen Metalle für die Farben des Regenbogens stehen und auf komplexe Weise ineinander verwoben und in ständiger fließender Veränderung befindlich sind. Allerdings verfügen wir von den sieben Planetenmetallen (Saturn-Blei, Jupiter-Zinn, Mars-Eisen, Sonne-Gold, Venus-Kupfer, Merkur-Quecksilber, Mond-Silber), die hier in Betracht kommen, nur über das Eisen in größeren Mengen in unserem Organismus (4-5 g, davon 2/3 als roter Blutfarbstoff). Die anderen Metalle, die zum Teil sogar bereits in kleineren Mengen Gifte darstellen (Blei und Quecksilber), sind nur in geringem Maße im Körper vorhanden. Sie sind in erster Linie nicht als Stoffe, sondern als Lebensprozesse im Menschen wirksam. Die sieben Metallprozesse umfassen das ganze Spektrum der Lebensäußerungen, angefangen von „silber- und mondenhaften" Erneuerungs- und Wachstumsvorgängen bis hin zu Prozessen der Verhärtung und des ersterbenden Lebens (Saturn-Blei). Diese Lebensprozesse bzw. das ihnen zugeordnete Paar von Metall und Planet geben unterschiedlichen Lebensphasen in der Biographie eines Menschen ihre ganz spezielle Prägung (siehe Tabelle auf S. 37). So stehen die genannten Prozesse des erneuernden Lebens und des Wachstums in den ersten Lebensjahren im Vordergrund. Am Lebensende hingegen dominieren Prozesse der Verhärtung, Überformung und des Absterbens, die mit dem im ersten Kapitel dargestellten Planetenmetall Saturn-Blei zusammenhängen. Zwischen diesen beiden Polen spannt sich das Spektrum von Merkur-Quecksilber, Venus-Kupfer, Sonne-Gold, Mars-Eisen und Jupiter-Zinn auf, wobei es große individuelle Schwankungen gibt, so dass die in der Tabelle auf S. 37 genannten Jahresangaben nur als grober Anhaltspunkt dienen.

Der Mensch ist also nicht nur in räumlich-körperlicher, sondern auch in zeitlicher Hinsicht ein „siebenfaches Metall". Im Laufe unseres Lebens durchlaufen wir biologisch-biographische Phasen, in denen uns spezielle Kräfte und Möglichkeiten zur Verfügung stehen, in denen wir uns aber auch mit spezifischen Einschränkungen und typischen Krankheiten auseinandersetzen müssen. Wenn ich also im Folgenden einzelne Metalle bespreche – als Nächstes werde ich mich dem Zinn widmen – so wird in der Regel eine bestimmte Lebensphase mit ihren Stärken, aber auch mit den für sie typischen Erkrankungen im Fokus sein.

ZINN (STANNUM) DAS JUPITERMETALL ♃

Zinn (lat. Stannum) ist wie Blei ein relativ weiches Metall. Man kann es mit dem Fingernagel ritzen. Im Gegensatz zum grauen, stumpfen Blei glänzt Zinn jedoch silbrig und lässt sich auf Hochglanz polieren. Das helle, glänzende Zinn hat eine viel freundlichere Ausstrahlung als das düstere, stumpfe, introvertierte Blei. Zinn war schon in vorgeschichtlichen Zeiten bekannt. Es kommt selten rein vor, wird in der Regel aus Erz gewonnen und häufig auch in Legierungen, insbesondere Bronze, verwendet. Zinngegenstände sind meist mit einer zarten, Beständigkeit verleihenden Oxidschicht überzogen. Zinn ist sehr biegsam. Beim Biegen von reinem Zinn tritt ein charakteristisches Knirschen auf, das sogenannte „Zinngeschrei". Dieses Phänomen beruht auf der Kristallstruktur des Zinns und der Reibung der Kristalle aneinander. Das Zinn wehrt sich mit seiner inneren Struktur gegen die Verformung von außen. Es vereinigt Gegensätze in sich: Es ist einerseits weich, geschmeidig, formbar und anpassungsfähig, dabei aber andererseits zugleich auch bestrebt, seine Struktur zu bewahren. Zinn verbindet Flexibilität mit Haltung.

DIE WEISHEIT DES PLANETENSYSTEMS

Der zugeordnete Planet Jupiter ist wie der benachbarte Saturn ein Gasplanet. Er ist der größte und schwerste Planet unseres Sonnensystems, und zugleich auch einer der hellsten und auffälligsten Himmelskörper. Seine Umlaufzeit von rund zwölf Jahren ist Ausdruck von Vollkommenheit, wie sie in vielen Mythen (zwölf Götter in verschiedensten Religionen, zwölf Stämme Israels, zwölf Jünger usw.), aber auch in verschiedenen Zeitordnungen (z. B. zwölf Doppelstunden des Tages, zwölf Monate) zum Ausdruck kommt. Das ist sicher ein Grund dafür, weshalb man diesem Planeten Jupiter (Zeus bei den Griechen) den obersten olympischen Gott zugeeignet hat. Jupiter-Zeus wurde in der antiken Philosophie auch als Weltengrund angesehen und kann als *die* vorchristlich-abendländische Gottheit schlechthin gelten. Die mit ihr assoziierten Eigenschaften wie Weisheit, Würde, Gerechtigkeit, Milde, Sanftmut entsprechen dem Glanz und der Geschmeidigkeit des Zinn, während die Machtattribute des obersten Gottes und Regenten der inneren Struktur und Stärke des Metalls entsprechen. Macht, verbunden mit Milde zeichnet den idealen, allseits beliebten und geachteten Herrscher aus, der bei aller Würde dennoch wohlwollende Volksnähe zeigt – daher der Begriff „Jovialität", der aus dem Lateinischen stammt und „zu Jupiter gehörig" bedeutet.

Im Lebenslauf kann man diese fürstlichen Eigenschaften am häufigsten und deutlichsten ausgeprägt bei Menschen in der vorletzten Lebensphase, bei den „Senioren", finden (siehe Tabelle S. 37). Dieser Lebensabschnitt wird deshalb auch dem Jupiter zugeordnet. In der tibetischen Tradition steht der Jupiter für die Prinzipien von Geistlichkeit, Priesterschaft, Diplomatie und Ehre sowie für den älteren Bruder, an den man sich Rat und Unterstützung suchend wendet. Jupiter-Menschen profilieren sich häufig als Wohltäter und sichern sich damit Anerkennung, Dankbarkeit und Verehrung.

Das Symbol des Jupiter besteht aus zwei Teilen: Es zeigt eine abgerundete Form, die einer „2" gleicht, in Verbindung mit einem Kreuz. Es verbindet Abrundung und Form, Weichheit und Struktur, Großzügigkeit und Bestimmtheit, Offenheit und Konzentration. Bei diesen Attributen handelt es sich um Gegensätze, die in einer höheren, nicht-dualen Weisheit aufgehoben werden. Jupiter verkörpert eine umfassende Weltenweisheit, man könnte sagen die „Weisheit unseres Planetensystems" – so wie sein Nachbarplanet Saturn Steiner zufolge so etwas wie das „Gedächtnis unseres Planetensystems" darstellt.

DAS HOLZ UNTER DEN METALLEN

Als weitere Besonderheit (neben der oben beschriebenen Tendenz, die innere Struktur zu wahren) zeigt Zinn eine starke Affinität zum flüssigen Zustand. Es schmilzt sehr leicht, mit einem Schmelzpunkt bei 232 °C noch deutlich unterhalb des Schmelzpunkts von Blei (327 °C). Dann muss man es allerdings sehr hoch weiter erhitzen, bis es am Siedepunkt über 2600 °C in den gasförmigen Zustand übergeht. Zinn weist unter den Metallen mit über 2300 °C die größte Differenz zwischen Schmelz- und Siedepunkt auf. Es erreicht den flüssigen Zustand also sehr schnell und „weigert" sich dann, ihn wieder zu verlassen. Zinn will, bildlich gesprochen, im lebendigen Fluss bleiben. Auch „wehrt" sich Zinn gegen Erwärmen und Erkalten.

Festes Zinn liegt in drei Formen vor, die sich durch ihre Kristallstruktur unterscheiden: Bis zu 162 °C haben wir es mit der allgemein bekannten, geschmeidigen, glänzenden Form, dem sog. β-Zinn zu tun. Unterhalb von 13,2 °C, z. B. im Winter, kann β-Zinn in das sog. α-Zinn, ein graues Pulver, zerfallen – ein Phänomen, das auch als Zinnpest bezeichnet wird. Oberhalb von 162 °C geht es, bevor es schmilzt, in das sogenannte γ-Zinn über, das härter und weniger geschmeidig ist als β-Zinn. Die drei unterschiedlichen Zinn-Formen unterscheiden sich in ihrer Kristallstruktur.

In der Metalltherapie wird Zinn einerseits eingesetzt, wo Flüssigkeitsprozesse zu regulieren sind, z. B. bei Flüssigkeitsansammlungen in den Gelenken oder in anderen Körperhöhlen, bei Erkrankungen des flüssigkeitsreichsten inneren Organs, der Leber, sowie bei Stoffwechselerkrankungen mit Beteiligung der Leber. Andererseits überall da, wo es gilt, weiche, fließende, abrundende plastische Formkräfte zu stärken, um Tendenzen der Verhärtung, Vertrocknung und Verformung entgegenzuwirken, z. B. im Gelenkknorpel, in elastischen Geweben wie Sehnen, aber auch in halbflüssigen, gel-artigen Strukturen im Auge und im Gehirn. Die Hintergründe dafür sind z. T. schon in uralten Traditionen in West und Ost, sowohl bei Paracelsus, als auch in der Traditionellen Chinesischen Medizin zu finden. Im antiken China wurde der Jupiter der Leber, den Sehnen und der Wandlungsphase Holz zugeordnet. Zinn ist das „Holz unter den Metallen". So wie ein frisch geschnittener, saftiger Zweig einerseits biegsam und geschmeidig ist und andererseits nicht bricht, sondern seine Form behält, so verbindet Zinn Formkräfte mit Lebenskräften, hält lebendige Strukturen am Leben und verhindert, dass diese erstarren oder vertrocknen. Dabei handelt es sich überwiegend um

Erkrankungen, die im höheren Lebensalter auftreten (jedoch typischerweise nicht am Lebensende, für das Blei-Saturn „zuständig" ist). Dazu gehören z. B. Gelenkerkrankungen (Arthrosen), vor allem mit Deformierungen und Flüssigkeitsansammlungen (Ergüssen) – sowie mit Verhärtung einhergehende Lebererkrankungen, z. B. Leberzirrhose (Anwendungsbeispiele s.u.). Die Verwandtschaft zum Holz betrifft vor allem die lebenstragenden Säfte, das Baumharz. Daher wird in der Anthroposophischen Medizin auch Zinn mit Bernstein kombiniert – einem fossilen Harz von Nadelbäumen, die vor ca. 40–50 Millionen Jahren im Norden Europas den sogenannten „Bernsteinwald" bildeten. Bernstein wirkt ähnlich wie Zinn und zusätzlich noch reinigend und klärend auf flüssigkeitsreiche belebte Strukturen, insbesondere im Auge (zur Anwendung als Augentropfen s.S. 40).

VERBINDEN UND BEWAHREN

Die Anwendung von Zinn bei Erkrankungen der Gelenke, also der Verbindungen zwischen Knochen, findet übrigens ihre Entsprechung in der Verwendung als Lötzinn, das der Verbindung zwischen metallischen Werkstücken dient. Die Verwendung von Zinn als Beschichtung von Weißblech in Konservendosen, als Rohstoff für Stanniolpapier (das aus Zinn = Stannum besteht; heute ist Stanniol von Alufolien verdrängt) sowie für Zinngeschirr und Zinnlöffel zeigt die enge Beziehung zu Lebensmitteln, Ernährung und Stoffwechsel (Leber) auf. So wie Blei für Abgrenzung und Tod, steht Zinn, Stannum mit seinem konservativen Wesen für Bewahren und Verbinden.

Den höchsten Zinngehalt unter allen Organen hat übrigens die Zunge – ein Organ, das nicht nur der Nahrungsaufnahme, sondern vor allem dem Genuss dient. Damit ist auf eine Schwäche des allseits beliebten, aristokratischen Zinn-Typen hingedeutet: die Schlemmerei und die Genusssucht bis hin zum überheblichen Selbstgenuss. Der Zinn-Typ verbindet mit der ihm eigenen „königlichen" Würde und Heiterkeit zahlreiche Führungsqualitäten, für welche ihm seine Mitmenschen oft uneingeschränktes Vertrauen entgegenbringen. Zinn-Typen sind ideale Repräsentanten, geborene Präsidenten, Vorsitzende und Generalsekretäre, in Bank- und Unternehmensvorständen ebenso zu Hause wie auf Regierungsbänken und Staatsbanketten aber auch in den Führungspositionen vieler NGOs und Wohltätigkeitsorganisationen. Menschen mit diesen Eigenschaften können aber auch zu Überheblichkeit und Arroganz neigen. Das kann häufig über lange Zeit nicht auffallen, wenn sie es mit ihrer – allerdings oft zunehmend herablassend wirkenden – Jovialität überdecken. Im Extremfall handelt es sich um geborene Hochstapler, die mit ihrem majestätischen ehrfurchtsgebietenden Auftreten und ihren gediegenen Umgangsformen über fehlende Substanz hinwegtäuschen. Wenn sie den ihnen eingeborenen Adel nicht auch als Verpflichtung der Allgemeinheit gegenüber ergreifen, dann verfallen sie oft einem raffinierten Egoismus, der ihnen selbst nicht immer bewusst ist, weil sie ihre Privilegien für selbstverständlich nehmen. Wenn ihnen im Leben alle Türen offen standen und wenig Widerspruch entgegengebracht wird, neigen sie nicht selten auch zur Rechthaberei und zum Starrsinn.

PLANETEN-METALLE UND DIE IHNEN ZUGEHÖRIGEN LEBENSPHASEN

PLANET		METALL	LEBENSPHASE
Mond	☾	Silber	Geburt und frühe Kindheit ca. 0 – 7
Merkur	☿	Quecksilber	Schulzeit/ Pubertät ca. 7 – 14
Venus	♀	Kupfer	Jugend ca. 14 – 21
Sonne	☉	Gold	Frühe Erwachsenenzeit ca. 21 - 42
Mars	♂	Eisen	Reife Erwachsenenzeit und Midlifecrisis ca. 42 - 49
Jupiter	♃	Zinn	„Wechseljahre": Klimakterium und Eintritt ins Seniorenalter ca. 49 - 56
Saturn	♄	Blei	Lebensabend und Sterben ca. 56 – Lebensende

Medizinische Anwendungen von Zinn (Stannum)

Die folgenden Hinweise dienen nur als Beispiele, sie sollen und können eine ärztliche Beratung nicht ersetzen. Eine Selbstanwendung der genannten Präparate ist möglich, bei unklaren oder länger andauernden Beschwerden ist jedoch unbedingt ein Arzt aufzusuchen.

ZINNSALBE (STANNUM METALLICUM SALBE 5%, Weleda)

Zinnsalbe ist ein ausgezeichnetes Mittel zur Anwendung bei Arthrose der Gelenke, z. B. Kniegelenksarthrose, insbesondere mit Schwellungen und Flüssigkeitsansammlungen (Gelenkergüssen). Zusammensetzung: 10 g enth.: Stannum metallicum 0,5 g. Man trägt 1- bis 2-mal täglich einen 2 bis 3 cm langen Salbenstrang auf das betroffene Gelenk auf, ggf. legt man über Nacht einen Salbenlappen auf. Die Zinnsalbe eignet sich auch als Einreibung der Leberregion bei Lebererkrankungen mit verhärtender Tendenz und als Zusatzbehandlung bei depressiven Verstimmungen, besonders mit seelischer Starre. Zusätzlich kann man bei den genannten Krankheitsbildern Zinn als homöopathisches Pulver einnehmen (in spezieller anthroposophischer Zubereitung als Stannum metallicum praeparatum D8, 1- bis 3-mal täglich 1 Messerspitze Pulver).

BRYONIA STANNUM GLOBULI (Wala)

Bryonia, die Zaunrübe, gehört zu den Kürbisgewächsen, bei der die Kürbisbildung schon unterirdisch in der wasserreichen, mächtigen Wurzel stattfindet, in welcher viel Flüssigkeit eingelagert wird. Daraus erklärt sich die Wirksamkeit von Bryonia im Flüssigkeitsorgan Leber. Als ausgesprochene „Leberpflanze" gibt man Bryonia D2 zusammen mit Zinn (Stannum) D9 bei Leberstörungen, verbunden mit Schwächezuständen, Durst, Stimmungstief und Aufgedunsenheit. Auch bei Gelenkerkrankungen mit entzündlichen Schwellungen wird Bryonia/Stannum (WALA) mit Erfolg eingesetzt. Man gibt 3-mal täglich 10 bis 15 Streukügelchen.

TARAXACUM STANNO CULTUM D2 oder D3 Tropfen, auch alkoholfrei als TARAXACUM STANNO CULTUM RH D3 (Weleda)

Bei diesen Tropfen handelt es sich um ein sogenanntes „vegetabilisiertes Metall": Durch Düngung der Leber- und Bitterstoffpflanze Löwenzahn (Taraxacum) mit Zinnverbindungen und Kompostbildung der ersten und zweiten Generation, mit der die Pflanzen des zweiten bzw. dritten Jahres gedüngt werden, wird über drei Jahre eine besonders intensive Verlebendigung des Zinns durch die wesensverwandte Pflanze bewirkt. Die Pflanzen- und Metallkräfte verstärken sich gegenseitig. Eingesetzt wird dieses anthroposophische Spezialpräparat zur Anregung der Stoffwechseltätigkeit des Leber-

Galle-Systems, z. B. bei Lebererkrankungen, Verdauungsstörungen und Hauterkrankungen (Ekzemen). Ich verordne bei Erwachsenen und Jugendlichen ab 12 Jahren meist 2- bis 4-mal täglich 10 bis 15 Tropfen.

STANNUM D8 / SUCCINUM D8 aa Augentropfen (Weleda)

Die Augentropfen werden aus Zinn und Bernstein, einem versteinerten Baumharz, s.o., hergestellt. Sie verbessern die Elastizität des Augapfels, regulieren den Flüssigkeitsdruck im Auge und werden als Zusatztherapie beim Grünen Star (Glaukom) sowie bei Glaskörpertrübungen im Auge eingesetzt. Trübungen des Glaskörpers sind sehr verbreitet und zeigen sich häufig in Form störender beweglicher Punkte, Flecken und fadenartiger Gebilde im Gesichtsfeld (sog. Mouches volantes, dt. fliegende Mücke).

♃

♄

⛢

☾

☿

♀

☉

♂

EISEN
(Ferrum)

Das Marsmetall

Ein Raumschiff, das von außen in unser Sonnensystem eindringen würde, die Umlaufbahnen der gigantischen Gasplaneten Saturn und Jupiter mit ihren Bändern und Ringen hinter sich ließe, die Einöde des Astroidengürtels durchquerte und den im Sonnenlicht rötlich schimmernden Mars ansteuerte, würde dort zum ersten Mal auf seiner Reise durch die Galaxie auf einen erdähnlichen Planeten stoßen. Genau wie die Erde bestehen der nur etwa halb so große Mars und seine Monde Phobos und Daimos („Furcht" und „Schrecken"; beide eigentlich kaum mehr als größere Felsbrocken, wahrscheinlich aus dem Asteroidengürtel) aus festem Gestein. Wegen seiner relativen Nähe zur Erde (je nachdem, wo sich beide Planeten gerade auf ihrer Umlaufbahn befinden, zeitweise „nur" etwa 50 Millionen Kilometer) und wegen bestimmter, auch auf Terra zu findenden Oberflächenstrukturen wie Vulkanen, Gräben, Stromtälern und Flussdeltas stand Mars seit Jahrhunderten im Mittelpunkt hypothetischer und phantastischer Annahmen außerirdischer Lebensformen. Heute sieht es tatsächlich so aus, als könne unser Nachbarplanet mit seiner dünnen Atmosphäre, mit seinen Wasser- und Methanvorkommen früher die Heimat von zumindest einfachen Organismen gewesen und vielleicht auch heute noch sein. Dafür sprechen u.a. gigantische Wasservorkommen auf dem Mars und fossile Einschlüsse in Mars-Meteoriten, welche die Erde erreicht haben.

Ein jeder kennt die klassischen kleinen grünen Marsmännchen mit ihren Antennenfühlern auf dem Kopf und weiß von den kriegerischen Marsianern aus H. G. Wells Roman *The War of the Worlds* (1901, deutsch *Der Krieg der*

Welten) bzw. dessen Hörspiel- und Filmadaptationen, zuletzt von Stephen Spielberg. So trivial diese Phantasieprodukte auch auf den ersten Blick erscheinen mögen, ein so verlässlicher Ausdruck einer tiefer liegenden Verbundenheit der Menschen zu diesem Planeten sind sie.

DAS EISEN-MARS-PRINZIP

Der Mars ist nicht nur der erdähnlichste, der irdischste unter den sieben den Metallen zugeordneten Planeten. Er bringt auch in ganz besonderer, ganz und gar irdisch-materieller Weise die Verwandtschaft zu dem Metall zum Ausdruck, das ihm in der spirituellen und kosmologischen Tradition zugeordnet ist. Die traditionelle Zuordnung des Mars zum Eisen ist durchaus nicht nur symbolisch oder esoterisch zu verstehen. Seine rote Farbe rührt ganz konkret von Eisen her – Eisen in Form des nicht nur Marsbewohnern, sondern auch Erdenmenschen wohl vertrauten Rostes (Eisen(III)-oxid-Staub). Er bedeckt die Oberfläche des Planeten und erfüllt ebenso auch seine Atmosphäre. Mars, der Rote Planet, wie er auch genannt wird, besteht tatsächlich zum Teil aus Eisen und schmückt sich sogar mit der Farbe der wichtigsten Verbindung des reaktionsfreudigen Metalls, der Sauerstoff-Verbindung, dem Oxid. Er verdankt damit seine Färbung demselben Element wie die ihm traditionell in der kosmologischen Medizin zugeordneten Organe: Diese sind das rote Blut, die rote Muskulatur und die Galle, die durch das Bilirubin, ein Abbauprodukt des Blutes, gelb gefärbt ist. Tatsächlich ist Eisen nicht nur das in den mit Abstand größten Mengen auf der

Erde vorkommende Planetenmetall (der Eisengehalt der Erdkruste beträgt 4,7 Prozent), sondern auch das einzige, das sich in großen Mengen im menschlichen Körper findet und ständig vorhanden sein *muss*, um als roter Blutfarbstoff der Atmung beziehungsweise dem Transport der Blutgase zu dienen.

Wird die Sauerstoffzufuhr unterbrochen, versagt als Erstes das Gehirn und der Mensch verliert das Bewusstsein. Eisen ist das „Inkarnationsmetall". Im Gegensatz zu den anderen sieben Planetenmetallen ist seine materielle Anwesenheit notwendige Voraussetzung für unsere Präsenz in einem physischen Körper. Dieser enthält im Durchschnitt fünf Gramm Eisen. Der Mars erzeuge, so Rudolf Steiner, im Menschen eine freudige Sehnsucht nach der Erdenschwere und impfe der Seele die Aktivität und den Willen ein, die irdische Inkarnation kraftvoll zu nutzen (in GA 202, *Der Mensch in seinem Zusammenhang mit dem Kosmos*, 2. Band, S. 95).

Das Eisen-Mars-Prinzip verleiht dem Menschen Präsenz in physischer und seelisch-geistiger Hinsicht, es ist Voraussetzung für die Verwirklichung eines aktiven spirituellen Prinzips (des sich ständig neu organisierenden geistig-seelischen Knotenpunktes, zu dem wir „Ich" sagen) in einem materiellen Körper. Es ist die physische Grundlage dafür, dass wir atmen, dass wir, solange wir leben, unentwegt Luft in uns hineinsaugen und sie wieder ausströmen lassen, unersättlich, lebensdurstig und voller Tatendrang. Das Eisen-Mars-Prinzip ist der unbedingte Wille zum Leben, bis zum letzten Atemzug.

Willst Du, lieber Leser, die Eisenkraft in Dir kennen lernen? Dann versuche doch einfach einmal, nicht mehr zu atmen, und Mars wird Dir begegnen und Dich zum Luftholen zwingen.

MARS IST „IN“

Eisen-Mars-Typen sind Menschen, die von sich sagen: „Ich kam, sah und siegte“ (lateinisch: „Veni vidi vici“ – so der Feldherr und Tyrann Gaius Julius Cäsar über sich selbst). Es sind geborene Führungspersönlichkeiten (auch, aber nicht nur militärische), die ohne Abschweife zur Sache kommen. Martialische Machtmenschen sind oft auch gute Redner, geschickte Agitatoren, deren Verführungskräften man sich oft nur schwer entziehen kann. Meistens bringen die Menschen das Mars-Prinzip im reifen Erwachsenenalter, zwischen Anfang vierzig und fünfzig, voll zum Ausdruck.

Der Mars verkörpert das Willenhafte (das Willenselement) unseres Sonnensystems, so wie der Saturn das Gedächtnis und der Jupiter die Weisheit. Seinen Namen hat er von dem im Römischen Imperium äußerst populären Kriegsgott Mars, der bei den Griechen Ares hieß (daher die Bezeichnung „Areologie“ für die Marswissenschaft, analog zu „Geographie“). In archaischen Kulturen auf der ganzen Welt entsprach dem Mars der Archetyp des Kriegers. Aber auch moderne Kultfiguren, Trends und Modephänomene wie die Comic-Figur Ironman („Eisenmann“) in ihrem düsengetriebenen Exoskelett, die schon erwähnten angriffslustigen Marsianer aus der Science Fiction, die so populären wie effektiven asiatischen Kampfsportarten (Martial Arts) und die angesagte Militäroptik (Military-Look) in der Mode mit Parkas, Cargohosen, Fliegerstiefeln, Bomber- und Feldjacken stehen in der spirituellen und ästhetischen Tradition des Ares- bzw. Mars-Mysterien. Mars ist „in", daran kann kein Zweifel bestehen, heute mehr denn je.

SCHWERTER UND PFLUGSCHAREN

♂

Das Mars-Symbol, das in der alchemistischen Literatur zugleich das Symbol für Eisen war und seit der Renaissance auch für das männliche Geschlecht verwendet wird, zeigt einen Schild und einen Speer. Diese Elemente stehen für Verteidigung (Schild) und Angriff (Speer), die Kategorien, in denen ein Krieger denkt und fühlt, aber auch für Einatmung und Ausatmung, denen das Eisen als physiologische Grundlage im Körper dient, für Festhalten (das Schild) und Loslassen (den Wurfspeer), für Sympathie (Schild) und Antipathie (Speer) als seelische Urphänomene. Rund 6000 Jahre alte Speerspitzen aus Mesopotamien sind die ersten Gegenstände aus Eisen, die jemals gefunden wurden. Dabei handelte es sich um nickelhaltiges Meteoreisen, das vermutlich tatsächlich von Astroiden aus der Nähe des Mars stammte. Erst rund 3000 Jahre später, als die Menschen durch Verhüttung von Erz selbst Eisen herstellen konnten und nicht mehr auf „himmlische Geschenke" in Gestalt von Eisen-Nickel-Meteoriten angewiesen waren, fand der Übergang von der Bronzezeit zur

Eisenzeit statt. Aufgrund der Überlegenheit eiserner Rüstungen, Waffen und Werkzeuge gegenüber Ausrüstungen aus Bronze kam es damals zu gewaltigen geschichtlichen Umwälzungen. Das Zeitalter des Eisens, das noch längst nicht zu Ende ist, begann. Nach der biblischen Überlieferung wird es seinen Abschluss finden, wenn eines Tages, wie es beim Propheten Micha heißt, „Schwerter zu Pflugscharen und Spieße zu Sicheln" umgeschmiedet werden.

Medizinische Anwendungen von Eisen (Ferrum)

Die folgenden Hinweise dienen nur als Beispiele, sie sollen und können eine ärztliche Beratung nicht ersetzen. Eine Selbstanwendung der genannten Präparate ist möglich, bei unklaren oder länger andauernden Beschwerden ist jedoch unbedingt ein Arzt aufzusuchen.

Seit Urzeiten wird Eisen medizinisch verwendet, zum Ausgleich von Eisenmangel nach Blutverlust, zur Kräftigung bei allen möglichen Erschöpfungszuständen, zur Beeinflussung von verschiedenen akuten Erkrankungen und Zuständen wie Lungenentzündungen, Gallenkoliken, Schmerzen, Blutungen und hohem Fieber. In der Anthroposophischen Medizin ist Eisen eines der wichtigsten Arzneimittel überhaupt und wird in reiner Form sowie in einer ganzen Reihe unterschiedlichster Verbindungen, Zubereitungsarten und äußerlichen wie innerlichen Applikationsformen eingesetzt. Im Organismus haben sie unterschiedlichste Wirkungen. Hier einige Beispiele:

Eine starke Stimme mit Anis-Pyrit Tabletten

Atemwege, Kehlkopf und Lunge haben eine besondere Beziehung zum „Atmungsmetall“ Eisen und lassen sich in Situationen von Schwäche und Krankheit gut mit Eisenpräparaten beeinflussen. Anis-Pyrit Tabletten enthalten Eisen als natürliches Mineral Eisenkies (Pyrit, FeS_2), geröstete Anisfrüchte sowie Karamell (Sacharum tostum). Sie wirken bei Infekten der Luftwege wie Bronchitis, Kehlkopf- und

Luftröhrenentzündung entzündungshemmend, schmerzlindernd, schleimlösend und erleichtern das Abhusten. Ideal für Redner und Lehrer: Anis-Pyrit wirkt auch gut gegen Heiserkeit und stärkt die Stimme. In akuten Fällen lassen Erwachsene und Jugendliche ab zwölf Jahren alle 2 Stunden 1 bis 2 Tabletten im Mund zergehen. Zur Vorbeugung von Heiserkeit bei Menschen, die viel reden müssen, empfehle ich Pyrit Tabletten (ohne Anis) 1 x täglich morgens 2 Tabletten im Mund zergehen lassen.

Gesundheit, die vom Himmel fällt: Grippevorbeugung mit Meteoreisen

Hauptrisikofaktor für die Infektanfälligkeit (Erkältungen, grippale Infekte) in der kalten Jahreszeit sind Stress und dadurch bedingte Erschöpfung sowie Abwehrschwäche. Meteoreisen (Ferrum sidereum) wird aus Eisenmeteoriten gewonnen, die von Asteroiden stammen und beim Eindringen in die Erdatmosphäre als Sternschnuppen aufleuchten. Als außerirdisches, „jungfräuliches" Metall entfalten sie ihre stärkende Wirkung im Organismus dort, wo wir selbst am ältesten sind: im Bereich von Kopf und Nervensystem, wo die Strukturen schon früh angelegt und wo nur wenig Zellregeneration stattfindet. Meteoreisen mit seinen Lichtqualitäten, die es beim flammenden Durchtritt durch die Erdatmosphäre erworben hat, eignet sich besonders zur Vorbeugung von grippalen Infekten mit Kopfbeteiligung – speziell für Menschen, bei denen der Kopf eine konstitutionelle Schwachstelle ist. Außerdem kann es bei der Winterdepression die inneren Lichtkräfte verstärken. Man gibt es entweder in Form von Ferrum sidereum Tabletten von Weleda (in der Potenz D20, Erwachsene und Jugendliche ab zwölf Jahren nehmen zur Vorbeugung 1-mal täglich 2 Tabletten ein, wenn der Infekt bereits eingetreten ist, alle 2 bis 4 Stunden 2 Tabletten) oder als Meteoreisen Globuli von Wala (Ferrum sidereum D11, in Verbindung mit Quarz D20 und Phosporus D11, zur Vorbeugung 1-mal täglich 15 Globuli einnehmen, wenn der Infekt bereits eingetreten ist, alle 2 bis 4 Stunden 15 Globuli; Angaben gelten für Erwachsene und Jugendliche ab zwölf Jahren).

Erkältungen mit Infludoron behandeln

Ferrum phosporicum (Eisen(III)-phosphat, auch als sog. Schüßler-Salz Nr. 3 bekannt) in Kombination mit pflanzlichen Bestandteilen wie Aconit (Eisenhut) und Eukalyptus wirkt fieberregulierend, lindernd auf die Allgemeinsymptome sowie die Entzündung vor allem der oberen Luftwege und allgemein stärkend. Erwachsene und Jugendliche ab zwölf Jahren nehmen alle 1 bis 4 Stunden 15 Streukügelchen, je nachdem, wie akut die Erkrankung ist.

Erden mit der Eisenleiter

Rudolf Steiner hat die ersten anthroposophischen Ärzte dazu angeregt, gezielt mit bestimmten Eisenverbindungen unterschiedliche Organisationsebenen und Wesensglieder im Menschen zu erreichen. Später wurde aus Steiners Aus-

führungen ein Therapieschema entwickelt, das auch „Eisenleiter“ genannt wird. Es wird in der Kinderheilkunde eingesetzt, um die konstitutionellen Veränderungen zu unterstützen, die meist im neunten Lebensjahr mit der Vertiefung des kindlichen Selbstbewusstseins einhergehen und in der Waldorfpädagogik besonders beachtet werden. Man kann die „Eisenleiter“ aber auch zu jedem späteren Zeitpunkt im Leben einsetzen – bei allen möglichen Arten von Zuständen und Situationen, in denen man das Eisen-Mars-Prinzip verstärken, sich besser „erden“, mehr Präsenz entwickeln und das Verhältnis zu sich selbst und seiner Umwelt vertiefen möchte, z. B. bei Lebenskrisen, chronischer Erschöpfung, nach schweren Krankheiten und Schicksalsschlägen.
Für eine solche „Eisenleiter“ gibt es verschiedene Möglichkeiten. Sie kann z. B. aus der Gabe folgender Mittel in dem hier dargestellten Rhythmus bestehen:

1. WOCHE:
1-mal täglich 1 Tablette Ferrum sidereum (D20)

2. WOCHE:
2-mal täglich 1 Messerspitze Ferrum hydroxydatum D6 Pulver (mit Weinessig verarbeitetes Eisen)

3. WOCHE:
3-mal täglich 1 Messerspitze Siderit D3 Pulver (Eisenspat, natürliches Eisen(II)-carbonat)

4. WOCHE:
Pause

Der Zyklus wird insgesamt dreimal wiederholt.

Die Verankerung des Ich im Gehirnstoffwechsel wird mit einer relativ hohen Potenz von metallischem Eisen, in der reinsten Form, in der es in der Natur vorkommt (Meteoreisen, Ferrum sidereum D20) unterstützt (erste Woche). Eine „Leitersprosse" tiefer, im mittleren Menschen, wo die rhythmischen Vorgänge von Atmung und Herz ihren Sitz haben, wird mit einer weniger hoch potenzierten Verbindung von Eisen mit einer Säure (Weinessig) gearbeitet (zweite Woche). In der dritten Woche schließlich wird das Eisen-Mars-Prinzip im Stoffwechsel- und Bewegungsapparat, im „unteren Menschen" durch die Gabe einer Eisen-Kohlenstoffverbindung in Tiefpotenz verstärkt. Nach einer Woche Pause wird das Ganze dreimal wiederholt, so dass sich eine Behandlungsdauer von insgesamt drei Monaten ergibt, was für das Behandlungsziel, eine tiefgreifende konstitutionelle Verbesserung und Stärkung, ein durchaus angemessener Zeitrahmen ist.

PLANETEN-METALLE UND DIE IHNEN ZUGEHÖRIGEN QUALITÄTEN

PLANET		METALL	PRINZIP	ARCHETYP GOTTHEIT (griechisch/römisch)
Saturn	♄	Blei	Gedächtnis	Kronos/Saturn
Jupiter	♃	Zinn	Weisheit	Zeus/Jupiter
Mars	♂	Eisen	Wille	Ares/Mars
Sonne	☉	Gold	Stärke	Apollon/Sol
Venus	♀	Kupfer	Schönheit	Aphrodite/Venus
Merkur	☿	Quecksilber	Bewegung	Hermes/Mercurius
Mond	☾	Silber	Erneuerung	Selene/Luna

♂

♃

♄

♁

☾

☿

♀

☉

GOLD

(Aurum)

Das Sonnenmetall

Das zentrale Gestirn unseres Planetensystems ist nur scheinbar weit, nämlich 150 Millionen Kilometer, von der Erde entfernt. Denn das Leben auf der Erde und auch die Verhältnisse auf den übrigen Himmelskörpern stehen so vollständig unter dem Einfluss der Sonne, dass diese eigentlich unser ganzes Planetensystem umfasst. Ihre Masse macht fast 99,9 Prozent des gesamten Sonnensystems (einschließlich aller Planeten, Monde und Asteroiden) aus, und durch das von ihr ausgehende Licht ist sie die alles überstrahlende Erscheinung am Tageshimmel. Praktisch 100 Prozent der Energie, die dem Klima und dem Leben auf der Erde zur Verfügung stehen, stammen von der Sonne. Mit ihrer Schwerkraft treibt sie die Gezeiten an und ihr Magnetfeld mit den von ihm ausgehenden Sonnenwinden greift bis weit über die äußersten Planetenbahnen hinaus. Die Sonnenwinde treiben in Form sogenannter „interstellarer Gase" energiegeladenes Plasma in den offenen Weltraum heraus. Auf diese Weise bildet die Sonne im Weltall eine gigantische Plasmablase, die Heliosphäre, die sich bis in die rund vierfache Entfernung der äußeren Planeten ausdehnt. Diese „Sonnensphäre" trägt alle Planeten in sich und schließt das Sonnensystem nach außen hin ab.

☉ Die Sonne ist also beides: Mittelpunkt und äußere Grenze des Sonnensystems. Das kommt auch im Sonnensymbol zum Ausdruck, dessen Mittelpunkt der Sonne als Zentralgestirn und dessen äußerer Kreis der Grenze der Heliosphäre entspricht.

GOLD – EIN GANZ BESONDERER STOFF

In ähnlicher Weise wie die Sonne im Planetensystem nimmt das Gold eine zentrale und übergeordnete Rolle innerhalb der Metalle ein. Gold wird seit Urzeiten und in allen möglichen Kulturen einerseits der Sonne zugeordnet, weil es (wie ansonsten nur das Kupfer) farbig gelb ist und seinen edlen Charakter dadurch zeigt, dass es mit anderen Stoffen kaum Verbindungen eingeht, nicht korrodiert und in der Natur fast ausschließlich in seiner leuchtend reinen Form gefunden wird. Andererseits zeigt sich bei näherer Betrachtung, dass auch die inneren Eigenschaften des Goldes seinem sonnenhaft leuchtenden äußerem Erscheinungsbild entsprechen. Wie die Sonne mit ihrer Sphäre die Planeten trägt, vereint das Gold die teilweise polaren Eigenschaften der anderen Metalle in sich, fasst sie in sich zusammen und übertrifft sie zum Teil sogar: So ist es fast doppelt so schwer wie Blei und sehr viel formbarer als Zinn, indem es sich zu feinsten Blättern von ca. 0,1 Mikrometern verarbeiten lässt. Aus einem Gramm lässt sich eine Blattgoldfläche von etwa einem halben Quadratmeter schlagen oder ein Goldfaden von zwei Kilometern Länge ziehen!

Gold vereint polare Aspekte: Während Farbe, Glanz und Edelhaftigkeit des Goldes auf den kosmischen Ursprung hindeuten, lassen seine hohe Dichte bzw. Schwere eine starke Affinität zum Irdisch-Materiellen erkennen. Mit seiner leichten Formbarkeit hingegen, seiner Weichheit, Geschmeidigkeit und Dehnbarkeit bringt Gold eine dritte, verbindende und ausgleichende Qualität zum Ausdruck.

Polar zueinander verhalten sich auch die farblichen Phänomene, die sich am Gold beobachten lassen. So erscheint ein gegen das Licht gehaltener Goldspiegel grün, während in einer wässerigen Flüssigkeit fein verteiltes kolloidales Gold eine tiefrote Farbe (Goldpurpur) annimmt. Wenn im Zusammenhang dieses Themas mit einem Wort von Rudolf Steiner der Mensch als „siebengliedriges Metall" bezeichnet wurde, so hat das Gold in diesem System eine Sonderstellung. Es trägt den ganzen „Regenbogen" der Metallität und ihrer Qualitäten noch einmal in sich. Gold ist das Über-Metall.

Die alchemistischen Versuche, Gold herzustellen, waren daher nicht nur an dem Ergebnis, dem kostbaren, münzbaren Edelmetall interessiert, sondern auch am Studium des Prozesses der Goldentstehung als solchem: an der Vereinigung von Gegensätzen, von Himmel und Erde, von Geist und Materie, vom leidenschaftslosen, pflanzlichen Grün des Lebens und dem Rot der Leidenschaft und Begierden, wie es sich u.a. im menschlichen Blut zeigt. Gold wurde als äußerer Ausdruck der Unio mystica, der Einswerdung mit dem Göttlichen, der Erleuchtung angesehen. Gold – ein Tor zum Geiste.

GOLD – EIN „UNERSETZLICHES" ARZNEIMITTEL NACH HAHNEMANN

Indem Gold die Eigenschaften der anderen Planeten-Metalle und die unterschiedlichsten, polaren Substanzqualitäten in sich vereinigt, steht es in Beziehung zum ganzen Menschen. Allerdings ist es deshalb kein Allheilmittel. Traditionell hat man in der spirituellen abendländischen Medizin beim Gold als Planeten-Metall der Sonne eine starke Beziehung zum Herzen und zum Kopf gesehen. Das entspricht auch dem Arzneimittelbild der Homöopathie. Viele Menschen, die einen starken Blutstrom zum Kopf haben, mit rötlicher Gesichtsfarbe, geröteten Augen, roter und evtl. knolliger Nase und dabei unter Herzkrankheiten oder hohem Blutdruck leiden, fallen unter diese Kategorie. Für Samuel Hahnemann (1755-1843), den Begründer der Homöopathie, hatte Gold „große, unersetzliche Arzneikräfte". In der Anthroposophischen Medizin wird Gold (Aurum) vor allem eingesetzt, um das Herz- und Kreislauf-System in seiner vermittelnden und dynamisch ausgleichenden Funktion zu unterstützen. Dabei hat es, je nach Potenz und Darreichungsform, unterschiedliche Wirkungen (Einzelheiten siehe unten). Eine einfache, aber hochwirksame Form der Goldtherapie, die jeder selbst durchführen kann, ist in der Anthroposophischen Medizin die Anwendung von goldhaltigen Salben, dünn aufgetragen oder als Salbenlappen aufgelegt (siehe unten). Dabei wirkt weniger das über die Haut aufgenommene Gold; vielmehr soll der feine Goldfilm, der mit Salbe aufgetragen wird, die Sonnen-Kräfte auf die entsprechende Region, z. B. die Herzregion, lenken.

GOLD LÄSST SICH NICHT HERSTELLEN, ABER VERJÜNGEN

In der Anthroposophischen Medizin wird Gold, wie die anderen Planeten-Metalle auch, in der speziellen Zubereitungsform als „Goldspiegel“ verwendet. Gold wird dabei durch Erhitzen im Vakuum zum Schmelzen und Verdampfen gebracht. Auf diese Weise wird das Gold in den gasförmigen Zustand zurückversetzt, in dem es war, bevor es sich als festes Metall auf der Erde abgelagert hat. Anschließend lässt man das Gold im Glaskolben zu einem hauchdünnen, golden glänzenden Metallspiegel kondensieren, der dann potenziert wird. Dieser Destillationsprozess stellt einen Verjüngungsprozess für das fest gewordene Metall dar, indem es für kurze Zeit in seinen Werdezustand zurückgeführt wird.

Wenn das extrem dichte und schwere Gold diesen kosmischen Entstehungsprozess aus dem gasförmigen und flüssigen Zustand noch einmal durchläuft, dann handelt es sich dabei mehr noch als bei anderen Metallen um eine Geste der Vermittlung zwischen Extremzuständen, von Auflösen und Zusammenziehen, wie wir sie ähnlich auch bei den rhythmischen Vorgängen in unserem Körper, beispielsweise der Herzaktion, finden. Durch diesen Herstellungsprozess wird die Wesensverwandtschaft, die Gold als Metall der Mitte mit dem Herzen des Menschen ohnehin hat, zusätzlich bekräftigt. Gold stärkt die Mitte, körperlich wie seelisch. Bei vielen chronischen Erschöpfungszuständen dominieren seelische Schwere, Starre und verschlossene Selbstbezogenheit. Goldspiegel (Aurum metallicum praeparatum) kann bei solchen Zuständen helfen, sich wieder stärker zu öffnen, verhärtete Strukturen aufzulösen und sich in der Welt wieder zu finden.

DIE LIEBE ZUM LEBEN – DAS ELIXIER DER GOLD-TYPEN

Die berühmte englische Homöopathin Margaret Lucy Tyler (1857-1943) bringt die seelischen Wirkungen einer homöopathischen Goldtherapie treffend auf den Punkt, wenn sie betont, wie potenziertes Gold „den Willen stärkt und die natürlichen emotionalen Neigungen und Zuneigungen wiederbelebt, selbst die tiefste und fundamentalste von allen – die *Liebe zum Leben*" (Hervorhebung von M. L. Tyler). Seelische Konflikte mit Selbstzweifel und innerer Zerrissenheit bis hin zu Selbsttötungsgedanken treten in Lebenskrisen gerade bei den sonnigen Gold-Typen unter den Menschen auf. Im Allgemeinen aber erscheinen sie nach außenhin als die vielseitig begabten „unbesiegbaren Sonnengötter", als die sie die antike Mythologie als Apollon (griech.) oder Sol (röm.) kennt. Gold-Typen sind von Natur aus extrovertiert und sozial orientiert. Sie sind geborene Führungspersönlichkeiten, die ihre Energie und ihr unwiderstehliches Charisma aus lebensbejahender, menschenfreundlicher, herzlicher Zuversicht beziehen. Ein äußeres Scheitern ihrer oft groß angelegten Projekte und menschliches Versagen anderer erleben sie daher meist als schwere Traumen. Sie stürzen oft jäh aus ihrem Übermut ab wie Ikarus, dessen Flügel schmolzen, weil er der Sonne zu nahe kam, auch wenn ihr strahlendes Äußeres oft nichts von ihren inneren Konflikten preisgibt. Eine homöopathische oder anthroposophische Gold-Therapie kann, neben anderen Maßnahmen, abgestürzten Gold-Typen helfen, um wieder wie Phönix aus der Asche Verbindung zu ihrer ureigensten Kraftquelle, der von Tyler so genannten „Liebe zum Leben" aufzunehmen.

In der spirituellen Tradition des Ostens wird diese Quelle auch „Herzchakra“ (Anahata-Chakra) oder „Zwölfblätterige Lotosblüte“ genannt und in der Herzregion lokalisiert. Dem Herzchakra werden positive Eigenschaften wie Liebe, Mitgefühl, Positivität, Offenheit, Toleranz und Herzensgüte zugeordnet; Störungen wirken sich sowohl körperlich wie seelisch aus. Allen Planeten-Metallen sind neben Organen auch Chakren zugeordnet (z. B. Saturn/Blei – Kronen- oder Scheitelchakra, Jupiter/Zinn – Stirnchakra, Mars/Eisen – Hals- oder Kehlkopfchakra – siehe Tabelle S. 66-67). Während die Organe die körperliche Funktionsebene der Planeten-Metalle darstellen, stehen die zugeordneten Chakren für die jeweils assoziierten seelischen Entwicklungsmöglichkeiten, für die Störungen, aber auch Kraftquellen, die zum entsprechenden Metall-Funktionskreis gehören.

Im Falle der solaren Dreiheit von Sonne, Gold und Herz liegt eine Besonderheit darin, dass die Lokalisation des entsprechenden Chakras mit dem physischen Organ Herz fast identisch ist, während die zugeordneten Organe und Chakren der anderen Planetenmetalle zum Teil weit auseinander liegen. Eine weitere Besonderheit besteht darin, dass das Herzchakra in denselben komplementären Farben wie das Gold in Erscheinung treten kann (Grün und Purpur). Nicht nur die physische Herzfunktion, sondern auch das Herzchakra kann man daher besonders wirkungsvoll durch eine Goldsalbe unterstützen. Diese wird ungefähr in der Mitte des Brustbeins dünn, mit kreisförmigen Bewegungen aufgetragen oder als Salbenlappen aufgelegt.

Medizinische Anwendungen von Gold (Aurum)

Die folgenden Hinweise dienen nur als Beispiele und können eine ärztliche Beratung in keiner Weise ersetzen. Die Selbstanwendung der genannten Präparate ist möglich, bei unklaren oder länger andauernden Beschwerden ist jedoch unbedingt ein Arzt aufzusuchen.

Der Metall-Klassiker

AURUM METALLICUM PRAEPARATUM D6, D10, D20, D30

Verreibung

Das Goldspiegel-Präparat ist der „Metall-Klassiker" der Anthroposophischen Medizin. Je nach vorliegendem Problem wird er in einer entsprechenden homöopathischen Potenz gegeben:

- Bei überwiegend körperlichen Erschöpfungszuständen (denen keine ärztlich behandlungsbedürftige Erkrankung zugrunde liegt) in der Potenz D6, 1- bis 3-mal täglich 1 Messerspitze Pulver vor dem Essen einzunehmen.

- Bei Herz-Kreislaufstörungen (nach Rücksprache mit dem behandelnden Arzt), z. B. nach Herzinfarkt, bei Herzrhythmusstörungen, bei Bluthochdruck, vor allem bei Vorliegen einer entsprechenden Konstitution (homöopathisches Arzneimittelbild bzw. Gold-Typ wie im Artikel beschrieben) in der Potenz D10, 1- bis 3-mal täglich 1 Messerspitze Pulver vor dem Essen einzunehmen.

• Bei depressiven Verstimmungen, vor allem nach Abstürzen aus Höhenflügen, wie oben für den Gold-Typ beschrieben (nach Rücksprache mit dem behandelnden Arzt) in der Potenz D20 oder D30, 1- bis 3-mal täglich 1 Messerspitze Pulver vor dem Essen einzunehmen.

Für eine äußerliche Gold-Therapie kommen „goldhaltige Salben" infrage. Diese werden über dem physischen Herzen oder über dem Herzchakra dünn, mit kreisförmigen Bewegungen aufgetragen oder als Salbenlappen aufgelegt. Die Anwendungsbereiche sind dieselben wie oben für die Verreibung beschrieben, jedoch spielt die Potenz hier keine so große Rolle.

Beim Auftragen von Aurum-Salben werden die Qualitäten von Gold mit den Hautsinnen aufgenommen und somit über das Sinnes-Nerven-System, in Form regulierender Impulse, an das Herz vermittelt. Dabei wird auf sanfte Weise die Kommunikation zwischen Gehirn und Herz, zwischen Verstand und Emotionen stimuliert und verbessert. Gold wirkt in dieser Weise äußerlich angewendet im umfassenden Sinne psychosomatisch.

• Aurum/Lavandula comp. Creme enthält neben Aurum metallicum praeparatum in der Potenz D4 angenehm duftende und beruhigende ätherische Öle von Lavendel und Rose, besonders bei abendlichen und nächtlichen psycho-vegetativen Herz-Kreislauf-Störungen, z. B. Cor nervosum = „nervöses Herz" mit Herzklopfen, Herzangst und Schlafstörungen 1- bis 2-mal täglich (üblicherweise abends) dünn auftragen.

• Aurum metallicum praeparatum D4 Salbe enthält ausschließlich potenzierten Goldspiegel und wird genauso angewendet wie Aurum / Lavandula comp. Creme, 1- bis 2-mal täglich dünn auftragen. Bei funktionellen, d.h. nicht organisch bedingten Herzbeschwerden sowie zur Begleitbehandlung bei Herzerkrankungen. Außerdem kann Aurum metallicum praeparatum D4 Salbe bei Knochenschmerzen versucht werden, z. B. nach Knochenbrüchen. – „Gold ist eines unserer Hauptmittel bei Knochenschmerzen. Vergessen Sie das nie", so der amerikanische Homöopath Eugene Beauharis Nash (1838-1919).

Nicht nur zur Weihnachtszeit: Die Gaben der Heiligen Drei Könige potenziert als Tropfen und Globuli

Olibanum comp. Mischung – diese Tropfen enthalten Goldspiegel (Aurum metallicum praeparatum) in der Potenz D30, außerdem Zubereitungen aus den Pflanzen Weihrauch (Olibanum D12) und Myrrhe (Myrrha D6). Dieses Präparat wurde aus den genannten Substanzen so komponiert, dass diese in den gewählten Potenzen das Zusammenspiel von Leib (Myrrhe), Seele (Weihrauch) und Geist (Gold) unterstützen, wobei Gold die übergeordnete Rolle spielt, z. B. bei abbauenden und entzündlichen Erkrankungen des Gehirns und Rückenmarks, Unfallfolgen, aber auch bei seelischen Krisen, Burnout und Depressionen. Es kann immer gegeben werden, wenn inneres Licht und innere Wärme fehlen. Ich verordne bei Erwachsenen und Jugendlichen ab zwölf Jahren meist 2- bis 4-mal täglich 10 bis 15 Tropfen. Alternativ können Aurum comp. Globuli genommen werden, welche dieselben Substanzen in etwas anderen Potenzen enthalten, besonders geeignet für die Kinder- und Jugendheilkunde, wenn eine alkoholfreie Variante gewünscht wird. Dosierung ja nach Lebensalter und 2- bis 4-mal täglich 5 bis 15 Globuli.

PLANETEN, METALLE UND CHAKREN
(Lotusblüten) mit den dazugehörigen Farben

PLANET	METALL	CHAKRA
Saturn ♄	Blei	Kronen- oder Scheitelchakra
Jupiter ♃	Zinn	Stirnchakra („Drittes Auge“)
Mars ♂	Eisen	Hals- oder Kehlkopfchakra
Sonne ☉	Gold	Herzchakra
Venus ♀	Kupfer	Nabel- oder Solarplexuschakra
Merkur ☿	Quecksilber	Sakral- oder Sexualchakra
Mond ☾	Silber	Wurzel- oder Basischakra

SYMBOL	FARBE
Tausendblättriger Lotus	Violett
96-blättriger Lotus zweimal 48 Blätter	Indigo
16-blättriger Lotos	Hellblau
Zwölfblättriger Lotos	Grün/Purpur
Zehnblättriger Lotos	Gelb
Sechsblättriger Lotos	Orange
Vierblättriger Lotos	Rot

☉

♂

♃

♄

♁

☾

☿

♀

KUPFER

(Cuprum)

Das Venusmetall

Planetengottheit Aphrodite (Venus bei den Römern). Es ist die Göttin der Liebe, der Schönheit und der erotischen Sinnlichkeit. Aphrodite soll im Schaum geboren, den blauen Fluten des Meeres entstiegen, in einer Muschelschale geborgen und von dem Windgott Zephyr letztlich an die zypriotische Küste geleitet worden sein. Zu ihren vielfältigen Manifestationen gehörte auch die Rolle als Schutzherrin der Tempelprostitution, der Hetären und Lustknaben. Berühmte Hetären wie die Phryne galten in ihrer Zeit (im 4. Jahrhundert vor Christus) auch als Repräsentantinnen der Aphrodite, was die Bezeichnung des ihr zugeordneten Metalls als „Hure" zusätzlich berechtigt erscheinen lässt.

Auch der in der Antike als Sitz der Liebesgöttin angesehene Planet Venus verhält sich am Himmel wie eine kleine Schwester der Sonne und spiegelt damit das Verhältnis des Goldes zur Halbschwester Kupfer wieder. Als Morgen- bzw. Abendstern findet sich Venus, der hellste unter den Planeten, häufig als Begleiterin der Sonne bei deren Aufgang oder Untergang. Sie erhebt sich nie weit über den Horizont, bringt dadurch ihre Erdverbundenheit zum Ausdruck und sucht gleichzeitig die Nähe des himmlischen Zentralgestirns, die sie nur zu den Morgen- bzw. Abendzeiten finden kann. Sie ist wie eine kleine Schwester oder Gefährtin, die sich dem großen Bruder liebevoll zugesellt, wenn dieser sich anschickt, das Haus zu verlassen – oder seine Nähe sucht, wenn er wieder heimkehrt.

VON MARSMÄNNCHEN UND VENUSWEIBCHEN

Ein weiterer Verständniszugang zum Wesen von Venus-Kupfer ergibt sich aus der Gegenüberstellung zu Mars-Eisen. Man kann die Planetenmetalle in drei polaren Gegensatzpaaren anordnen, die in der Sonne bzw. dem „Über-Metall" Gold (siehe voriges Kapitel) ihre Zusammenfassung und Steigerung finden. Der Venus und dem bunten Kupfer sind der Mars und das graue Waffenmetall Eisen gegenübergestellt, der Göttin der Schönheit und Liebe der Gott des Krieges. Die Gegensätzlichkeit von Mars und Venus wird schon in den Planeten-Symbolen ausgedrückt. Das aus Speer (Pfeil) und Schild (angedeutet in dem Kreis) zusammengesetzte Mars-Symbol ♂, welches gleichzeitig Symbol des männlichen Geschlechts ist, steht für Angriff und Verteidigung, für Zurückweisung und Distanz. Das Venus-Symbol ♀ hingegen ist zugleich das Symbol für das weibliche Geschlecht und stellt einen Handspiegel mit Griff dar. Es steht für Schönheit, Verführung und Begehrlichkeit, aber auch für das Festhalten, für Umarmung und Nähe. Wie stimmig: Aus Kupfer wurden tatsächlich die ersten Handspiegel hergestellt. Die Bedeutung des Symbols weist jedoch weit über diesen Werkstoff-Zusammenhang hinaus in die Welt des Schmückens und Verführens, des Weckens von Begierden und des Festhaltens am Genuss – die Welt der Bordelle und Boudoirs, der Erotik und Sexualität, aber auch der Gourmands und der Völlerei, der 5-Sterne-Hotels und Modenschauen, der fließenden Welt der Sinnlichkeit, des Luxus und der Unersättlichkeit.

Das Gegensatzpaar von Mars und Venus spiegelt sich häufig und in vielerlei Hinsicht in den Beziehungen zwischen

Polaritäten im Planeten-Metall-System

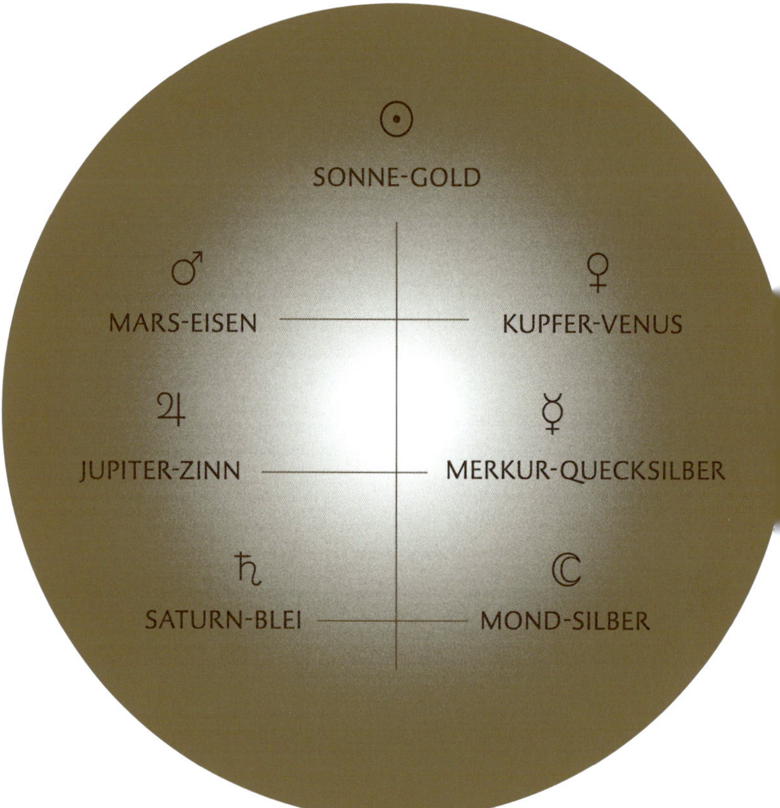
☉
SONNE-GOLD
♂
MARS-EISEN
♀
KUPFER-VENUS
♃
JUPITER-ZINN
☿
MERKUR-QUECKSILBER
♄
SATURN-BLEI
☾
MOND-SILBER

„Das Gegensatzpaar von Mars und Venus spiegelt sich häufig und in vielerlei Hinsicht in den Beziehungen zwischen Männern und Frauen wieder."

Männern und Frauen wieder. Während viele Männer mehr oder weniger marsianisch geprägt sind und ihr Selbstbewusstsein aus ihrer Fähigkeit beziehen, sich Ziele zu setzen und Ergebnisse zu erzielen, definieren sich viele Frauen eher über Gefühle und zwischenmenschliche Beziehungen, suchen Verständnis und Nähe, wo es den Mann in die heroische Vereinzelung, in seine Höhle oder in die Wüste treibt. Unter Slogans wie „Männer sind vom Mars – Frauen von der Venus" ist es äußerst populär geworden, solche geschlechtstypischen Unterschiede zu thematisieren, polar gegenüberzustellen und aus ihnen abzuleiten, warum sich Frauen und Männer in Alltagssituationen oft ganz unterschiedlich verhalten und häufig missverstehen. Derartige aufklärerische Unternehmungen können sehr erhellend, bereichernd und vor allem unterhaltsam sein. Insbesondere die humorvollen und einfühlsamen Ratgeber des US-amerikanischen Familientherapeuten John Gray, der dieses Genre quasi aus dem Nichts erfunden hat, scheinen vielen Paaren geholfen zu haben, sich besser zu verstehen und die geschlechtsspezifischen Eigenheiten des Gegenparts zu respektieren.

Man sollte sich allerdings hüten, die traditionellen, kulturell und geschichtlich geprägten Rollenmodelle ein für alle Male festschreiben zu wollen und kollektive Projektionen in den Rang von Archetypen, von universell vorhandenen „Urbildern" zu erheben. „Das Männliche" gibt es genauso wenig wie „das Weibliche", die Rollenbilder sind im Fluss. Würden sich alle Männer tatsächlich so verhalten wie die Marsmännchen und alle Frauen wie die Venusweibchen mancher vereinfachender Ratgeber (mit Titeln wie „Warum Frauen schlecht einparken ...", „... Männer lügen und Frauen immer Schuhe kaufen ..." usw.), dann wäre das menschliche Leben vorhersagbar und langweilig, würde einem festen Programm folgen wie das instinktgesteuerte Leben der Tiere und es gäbe keinen Spielraum für individuelle und kulturelle Entwicklung. Männliche und weibliche Verwirklichungsformen und -möglichkeiten des übergreifend Menschlichen entwickeln sich selbst ständig weiter und haben für die individuellen Menschen unterschiedliche Bedeutungen und Wertigkeiten. Nicht jeder orientiert sich gleichermaßen an Mars und/oder Venus und definiert sich über sein biologisches Geschlecht. Entscheidend ist, was der Einzelne aus seiner bzw. ihrer individuellen Färbung macht.

Männliche wie weibliche Ausdrucksformen des Menschen unterliegen der Evolution wie alles Vergängliche und Wandelbare – gibt es ein treffenderes Bild dafür als die ständig wechselnden Konstellationen von Venus und Mars zueinander und zur Erde als dem Planeten des Menschen?

LEBEN MIT GEFÜHL VERBINDEN

Im menschlichen Organismus ist Kupfer dem aufbauenden Stoffwechsel zugeordnet. Kupfer- bzw. Venuskräfte bewirken dabei insbesondere, so Rudolf Steiner, dass der Mensch Besitz von dem Flüssigen seines Körpers ergreifen kann. Das betrifft vor allem die Flüssigkeitsströme in den Nieren und in den Venen (die nicht nur ihre Namensverwandtschaft mit der *Venus* verbindet), den Blutadern, in denen das Blut zum

Herzen fließt. Über die Nieren werden einerseits Salze und harnpflichtige Substanzen (wie Harnsäure, Harnstoff und andere Stoffwechsel-Endprodukte) ausgeschieden und dem Reich des Mineralischen und Toten, der Außenwelt überantwortet. Andererseits verlebendigen die Nieren das Flüssige wieder und halten so das sensible Fließgleichgewicht aufrecht, auf dessen Grundlage sich unser Bewusstsein, unsere seelische Innenwelt zunächst einmal in Form von Gefühlen und Emotionen entfalten kann. Kupfer, Cuprum ist in der Anthroposophischen Medizin ein Basismittel bei Erkrankungen der Nieren. Kupfer reguliert das Eingreifen des Seelischen in das Körperliche, das Zusammenwirken von emotionalen und vitalen Faktoren, das Gleichgewicht von Gefühl und Leben. Die empfindsamen Kupfer-Typen leiden häufig unter psychosomatischen Beschwerden, wenn bei ihnen das Seelische zu stark eingreift, z. B. bei Krämpfen und Übererregbarkeit, dann entfalten Kupfer, Cuprum und seine Verbindungen ihre regulierende Wirkung. Außerdem wirkt Kupfer (als besonders gut die Wärme und die Elektrizität leitendes Metall) regulierend und ausgleichend auf die Verteilung von Wärme, von nervösen und muskulären Spannungen im Organismus. Es macht die Muskeln weich und elastisch, regt die Durchblutung an und beseitigt Stauungen, besonders im Bereich der Venen (z. B. bei Krampfadern).

Medizinische Anwendungen von Kupfer (Cuprum)

Die folgenden Hinweise dienen nur als Beispiele und können eine ärztliche Beratung in keiner Weise ersetzen. Die Selbstanwendung der genannten Präparate ist möglich; bei unklaren oder länger andauernden Beschwerden ist jedoch unbedingt ein Arzt aufzusuchen.

CUPRUM ACETICUM (Grünspan) ist das essigsaure Salz des Kupfers

Essigsäure hat wie die Kohlensäure eine besondere Beziehung zur Atmung. Durch die Verbindung mit Essigsäure wird die entkrampfende Wirkung des Kupfers auf die Atmungsorgane gelenkt. Dadurch werden die ordnenden Kräfte in dieser Region gestärkt, und zu stark eingreifende seelische Faktoren können sich lösen und zurückziehen. Cuprum aceticum wirkt somit krampflösend und entspannend im Bereich der Atemwege, es fördert die Ausatmung und die Abgabe von Kohlensäure, aber auch das „seelische Loslassen" beim Einschlafen und bei Durchschlafstörungen. Als anthroposophisches Arzneimittel steht Cuprum aceticum in Form von *Pertudoron® 2* Tropfen (Weleda) zur Verfügung.

Bei funktionellen Atmungsstörungen mit Verkrampfungen, als Zusatztherapie beim Asthma bronchiale, bei Schlafstörungen im Zusammenhang mit Atmungsstörungen und Muskelkrämpfen wird Pertudoron® 2 meist als Einzelmittel eingesetzt. Es werden 2- bis 3-mal täglich 10 Tropfen in nicht akuten Fällen oder 10 Tropfen vor dem Zubettgehen bei

Schlafstörungen gegeben. Bei akuten Infekten mit krampfhaftem Husten werden bis zu stündlich 10 Tropfen gegeben. Ursprünglich war Pertudoron® 2 zusammen mit dem ergänzenden Pertudoron® 1 als anthroposophisches Keuchhustenpräparat konzipiert.

Der berühmte deutsche Homöopath Karl Stauffer (1870 – 1930) berichtete über die besonders „günstige Wirkung von Cuprum bei Keuchhusten und der nervösen Epilepsie" (er habe Letztere damit sogar öfter ausgeheilt) sowie bei Wadenkrämpfen. Wegen der starken krampflösenden Wirkung verglich er Kupfer, Cuprum, mit der Tollkirsche, Belladonna, einem stark krampflösenden Nachtschattengewächs. Nur würde Kupfer als Metall noch „viel tiefer und nachhaltiger" wirken.

CUPRUM METALLICUM PRAEPARATUM D6, D12, D20, D30
Verreibung (Weleda)

Je nach vorliegendem Problem wird das reine, aus einem Metallspiegel potenzierte Kupfer in einer entsprechenden homöopathischen Potenz gegeben:

- Als Basistherapie bei Nierenerkrankungen, bei Verhärtungen und Versteifungen der Muskulatur, Wadenkrämpfen in der Potenz D6, 1- bis 3-mal täglich 1 Messerspitze Pulver vor dem Essen einnehmen.

- Bei venösen Stauungen, Schwellneigung, Gefäßkrämpfen mit Durchblutungsstörungen in der Potenz D 12, 1- bis 2-mal täglich 1 Messerspitze Pulver vor dem Essen einnehmen.

- Zur Anregung der körperlich-seelischen Resonanzfähigkeit für das Schöne und zur Erotisierung in der Potenz D 20 oder D 30, 1-mal täglich 1 Messerspitze Pulver vor dem Essen einnehmen sowie bei Bedarf.

CUPRUM METALLICUM PRAEPARATUM 0,4 % SALBE (Weleda) oder KUPFERSALBE ROT (Wala)

Bei Muskelkrämpfen, Gefäßkrämpfen (und dadurch bedingten Durchblutungsstörungen), bei Kreislauf- und Nierenfunktionsstörungen (insbesondere als Fußmassage unter Einbeziehung des Nierenpunktes in der Mitte der Fußsohle).

CUPRIT VERREIBUNG D6 (Weleda)

Hierbei handelt es sich um eine Zubereitung aus Rotkupfererz (Weleda). Ich habe gute Erfahrungen mit diesem Mittel in der Zusatztherapie der Schilddrüsenüberfunktion (insbesondere Basedow) gemacht; 3- bis 4-mal täglich 1 Messerspitze Pulver.

Auch alkoholfrei als *Melissa Cupro culta Rh D3* (Weleda). Bei diesen Tropfen handelt es sich um ein sog. „vegetabilisiertes Metall": Durch Düngung der Melisse (Melissa) – der Kupfer-Pflanze schlechthin – mit Kupfer und Kompostbildung der ersten und zweiten Generation, mit der die Pflanzen des zweiten bzw. dritten Jahres gedüngt werden, wird über drei Jahre eine besonders intensive Verlebendigung des Kupfers durch die wesensverwandte Pflanze erreicht. Die Pflanzen- und Metall- bzw. Planetenkräfte verstärken sich gegenseitig. Eingesetzt wird dieses Spezialpräparat zur Anregung des Wärmeorganismus und zur Harmonisierung bei zu starkem Eingreifen des Seelischen, besonders bei Krämpfen im Magen-Darm-Bereich und im Bereich der Harn- und Geschlechtsorgane. Bei Erwachsenen und Schulkindern ab zwölf Jahren 3- bis 4-mal täglich 10 bis 15 Tropfen.

♀

☉

♂

♃

♄

♁

☾

☿

QUECKSILBER
(Mercurius)

Das Merkurmetall

„Merkur beherrscht unter den Elementen das Wasser, obgleich er eigentlich ohne Unterschied allem Bewegung verleiht."

Heinrich Cornelius Agrippa (1486-1535)

Das Thema des Quecksilbers (lat. Mercurius, griech. Hydrargyros = „flüssiges Silber", Hg) ist Flüchtigkeit. Deshalb ist die zugeordnete römische Planetengottheit Merkur oder Mercurius (jener geflügelte Götterbote, der bei den Griechen noch Hermes hieß) auch der Schutzgott der Diebe. Und Schutzgott der Händler – ich denke dabei vor allem an fliegende Händler von der Art, die Abonnements an der Haustür verkaufen und Restposten aller Art auf Flohmärkten anbieten, und denen kaum beizukommen ist, wenn sich herausstellt, dass das vermeintliche Schnäppchen doch ein Schwindel war. Diebe und Abzocker sind oft Meister darin, sich auf der Stelle dünn zu machen und nicht greifen zu lassen – darin gleichen sie einem Tropfen Quecksilber, der, wenn er auf den Boden fällt, in unzählige kleine Töpfchen zerspringt, die, schneller als man schauen kann, in alle Ecken des Zimmers kullern und in kürzester Zeit zu giftigen Gasen verdampfen können. Jene Schwindler verstehen es aber auch meisterlich, ihr Ergaunertes zusammen zu halten – und auch diese Fähigkeit teilen sie mit dem Quecksilber. Denn Quecksilber weist eine extrem hohe Kohäsion (Zusammenhangskraft) auf. Diese zeigt sich darin, dass die kleinen Tröpfchen, sobald sie sich wieder begegnen, förmlich zueinander hinrollen und begierig danach streben, sich wieder zu vereinigen und einen großen, dicken, ovalen Tropfen zu bilden. Einen Tropfen, der übrigens erstaunlich schwer ist, denn so beweglich das einzig flüssige unter den Metallen ist, so schwer ist es mit einer fast doppelt so hohen Dichte wie das Eisen.

„WIE OBEN SO UNTEN“

Mercurius finden wir dargestellt mit sympathisch jugendlicher Gestalt, dem geflügelten Helm, den Flügelschuhen, seinem berühmten geflügelten Merkurstab, an dem sich zwei Schlangen paaren und nicht selten mit einem Säcklein Geld in der rechten Hand. Bei den Römern und den von ihnen regierten Kelten und Germanen war er ein gleichermaßen populärer Gott. Seine Verehrung verbreitete sich mit dem Handel über große Teile Mittel-, Nord- und Westeuropas, wofür nicht nur zahlreiche archäologische Funde sprechen: Heute noch klingt der einstige Ruf des Götterboten in unzähligen Firmennamen nach, die „Merkur“ oder „Hermes“ enthalten – vor allem von Medien- und Transportunternehmen, Banken und Versicherungen. Bei Ärzten, Alchimisten und sonstigen Geheimniskrämern hingegen verehrte man nicht nur den jugendlichen Gott, sondern seine gleichsam mystische wie mysteriöse Emanation als sagenumwobener Hermes Trismegistos (griech. „Dreimal größter Hermes“). Hermes Trismegistos wird auch mit dem ibisköpfigen ägyptischen Gott Thot identifiziert und gilt als Begründer der Magie. Ihm wird der berühmte Text der Tabula Smaragdina (lat. „Smaragdene Tafel“) zugeschrieben, die mit den Worten „wie oben so unten“ die Kernaussage der sogenannten „hermetischen Philosophie“ formuliert. „Wie oben so unten“ bezieht sich auf den Zusammenhang von Geist und Materie und auf das Schöpfungsgeheimnis der Welt, zu dessen Verständnis für die mittelalterlichen Alchimisten das flüssige Metall Quecksilber eine Schlüsselrolle spielte. Denn quecksilbrig – flüssig, flüchtig, immer in Bewegung und dennoch auf geheimnisvolle Weise zusammengehalten – stellte man sich den Urzustand aller Metalle, ja den Urzustand der Welt vor. Lediglich Quecksilber hat sich mit seinem Schmelzpunkt von –39°C und seinem Siedepunkt von 357°C diesen Urzustand bewahrt, indem es unter Normalbedingungen flüssig ist und schon in einem warmen Zimmer rasch in den gasförmigen Zustand übergeht. Die „Dreifaltigkeit“ des „Dreifachen Hermes“ lässt sich gut anhand des Merkursymbols demonstrieren: ☿ (siehe Abb.) Rein äußerlich betrachtet soll das Symbol den Merkurstab (unterer Teil) und Merkurs Flügelhelm (oberer Teil) darstellen. Eine weitere Bedeutungsebene besteht jedoch darin, dass

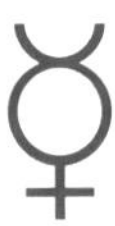

1.) das untere Drittel – das Kreuz – für die Materie und für den Leib steht,

2.) der mittlere Teil (Kreis) für die Seelenwelt und menschliche Seele, die sich nach außen hin abschließt und einen inneren Erlebnisraum bildet und

3.) der nach oben hin wie eine Schale offene Halbkreis für den Geist.

Hermes/Mercurius ist nicht nur der traditionelle Götterbote der mythologischen Überlieferung, der den Menschen Botschaften der Götter überbringt, sondern ein Mittler zwischen den Welten, der auch die Menschen dem Göttlichen näher bringt. Hieraus erklärt sich seine Beliebtheit in den römischen Provinzen, wo diese Funktion vorher noch Odin-Priester, Druiden und Schamanen wahrgenommen hatten, und wo nach dem Zerfall der Stammeskulturen ein spirituelles Vakuum entstanden war, das erst hunderte Jahre später, nach dem Niedergang des Römischen Reiches, vom Christentum und den kirchlichen Institutionen gefüllt werden sollte. Merkur ist somit der Erbe Odins und ein Vorläufer von Christus.

Die „dreifaltige" merkurielle Vermittlung findet auf drei Ebenen statt:

1.) Zwischen Göttern und Menschen, zwischen Geist und Materie: der Gott Mercurius;

2.) zwischen Verflüchtigungstendenz und Zusammenhaltetendenz: das Metall Mercurius, welches als Mittler in der Lage ist, andere Metalle (wie Gold und Silber) zu lösen;

3.) über das Quecksilber als solches hinaus auf der Ebene des alles umfassenden merkuriellen Elementes: das in sich abgeschlossene und zugleich bewegte Flüssige, das in jedem Tautropfen, jeder Eizelle, jedem Spermium lebt, jungfräuliche Materie, die überall da auftritt, wo der Himmel die Erde küsst.

DIE ERDE – EIN KOSMISCHER QUECKSILBERTROPFEN

Der zugeordnete Planet Merkur verkörpert das Prinzip Bewegung wie kein anderer: Als sonnennächster Planet hat er von allen Planeten die kürzeste Umlaufzeit. Ein Jahr auf dem porösen, mit Kratern übersäten Gesteinsplaneten mit der klaren, kaum sichtbaren Atmosphäre ist nur rund 88 Tage lang. Extreme Temperaturschwankungen auf seiner das Sonnenlicht nur schwach reflektierenden Oberfläche (tags +430 °C und nachts bis zu –170 °C) machen auch den Planeten Merkur zu einem Ort, der Gegensätze vereint. Auf eine andere Weise als Merkur verkörpert die Erde, Terra, das Merkurielle. Die Erde ist, mit den Worten Rudolf Steiners, ein riesiger Quecksilbertropfen im Weltall – und zwar mit Blick auf ihren Wassergehalt, der sie zu dem bevorzugten Ort im Sonnensystem macht, auf dem Leben gedeihen und sich Menschen entwickeln können. Jeder Mensch ist auf seine eigene Weise ein Mittler zwischen Materie und Geist, ein verstohlenes Quecksilbertröpfchen, das für rund siebzig Jahre zum Eigenleben erwacht, um am Ende doch wieder voller Wonne in den großen Quecksilbertropfen zurückzufließen.

SEXY TÄNZER UND VERRÜCKTE HUTMACHER

Nachdem wir Mercurius im Kosmos, am Götterhimmel und unter den Stoffen betrachtet haben, wenden wir uns nun den Menschen zu. Die Merkur-Typen unter den Menschen sind meist schlank und zartgliedrige, sensible bis hypersensitive Künstlernaturen, sympathische und oft auf

Angehörige beider Geschlechter attraktiv wirkende Menschen mit geschmeidigen Bewegungen und androgyner Ausstrahlung (das Merkursymbol ☿ steht nicht von ungefähr für intersexuelle oder hermaphroditische Lebewesen sowie für Transgender). Man findet sie häufig unter Schauspielern und Musikern, unter Frühbegabten und Frühvollendeten, denn die schnellen, beweglichen Merkurtypen entfalten meist schon im Jugendalter (biographisch steht besonders die Spanne zwischen erster Schulzeit und Pubertät unter diesem „Stern") ihre glänzenden Anlagen. Nicht selten sind sie bereits als Kinder Weltstars – mitunter sterben sie jung bzw. früher als üblich (oder aber kommen bereits in einem Lebensabschnitt in eine schöpferische Krise, in dem andere überhaupt erst zur Hochform auflaufen). Ein glänzendes Beispiel dafür ist Michael Jackson (1958-2009). Martin Scorsese, einer der größten Regisseure der Gegenwart, den Jackson für eine Videoproduktion („Bad") engagierte, sagte über den Sänger und Tänzer: „Jeder seiner Schritte war absolut präzise und zugleich flüssig. Es war, als sähe man Quecksilber in Bewegung." Wer es nicht glaubt, der sehe sich Michael Jacksons legendären „Moonwalk" auf YouTube an: Mercurius in Reinform, von seiner unglaublichen Begabung schon als Kind, über seine gleichbleibend jugendliche, androgyn-geschmeidige Leiblichkeit bis hin zum notorischen Griff in seinen Schritt: Das merkurielle Kraftzentrum ist das sechsblättrige Sakral- oder Sexualchakra.

Eine andere lehrreiche populäre Merkur-Gestalt ist „Mad Hatter", der „verrückte Hutmacher" aus Lewis Carrols Roman *Alice's Adventures in Wonderland* (1865) (dt. *Alice im Wunderland*), 2010 genial verfilmt von Tim Burton mit Johnny Depp als Tarrant Hightopp, dem „verrückten Hutmacher". Nicht die Hauptdarstellerin Mia Wasikowska als Alice war die eigentliche Attraktion in diesem Film, sondern Johnny Depp als schillernder und exzentrischer Hutmacher mit seinem Zylinder und den seitlich abstehenden Haaren, was sogar vage an Merkurs Flügelhelm erinnert. Johnny Depp ist selbst schon ein Merkur-Typ *par excellence*, und in dieser Rolle wird das Merkur-Prinzip noch einmal potenziert, indem „Mad Hatter" schon durch seinen Namen das Thema Quecksilber herauf beschwört: Als „Mad Hatter Disease", die „Krankheit der verrückten Hutmacher" hatte man im 19. Jahrhundert die Folgen einer chronischen Quecksilbervergiftung mit Nervenschäden, Bewusstseinsstörungen und Persönlichkeitsveränderungen bezeichnet. Später wurde daraus die Redewendung „Mad as a hatter" – „verrückt wie ein Hutmacher", welche man auf exzentrische, vermeintlich durchgedrehte Typen anwendete. Exzentrizität, ohne die außergewöhnliche Begabungen oft nicht zu haben sind, ist nämlich ein weiterer Wesenszug von Merkur. So wie ein dicker Quecksilbertropfen durch seine Kohäsion zusammenhält und nicht der Schwerkraft folgend zerfließt, sondern den Mittelpunkt ganz in sich selbst findet, scheren sich Merkur-Typen nur wenig um soziale Normen, sondern folgen als Sonderlinge der Stimme ihres Genius bzw. Dämons.

GIFT ODER ARZNEI – DIE DOSIS MACHT'S

Außerhalb der Homöopathie bzw. Anthroposophischen Medizin, wo man heute mit potenzierten, ungiftigen

Quecksilber-Präparaten arbeitet, ist Quecksilber in der Medizin wegen seiner Giftigkeit, insbesondere für das Nervensystem und die Immunabwehr, ziemlich obsolet geworden. Selbst die lange verspotteten Kritiker der zahnärztlichen Amalgam-Füllungen haben sich durchgesetzt, nachdem nachgewiesen wurde, dass kindliche Gehirne und Nabelschnurblut erhöhten Quecksilbergehalt haben, wenn die Mutter Amalgam-Füllungen hat. Dafür gibt es neue Quecksilberbelastungen, z. B. durch zerbrochene Leuchtstofflampen und staatliche verordnete „Energiesparlampen", die Mensch und Umwelt in noch völlig unabsehbarem Ausmaß belasten. In der Schulmedizin dürfen lediglich noch manche Impfstoffe Quecksilber enthalten – in Form von Thiomersal, einer Quecksilberverbindung, die als Bakterizid zur Konservierung verwendet wird.

In der Anthroposophischen Medizin und in der Homöopathie werden Quecksilberpräparate vor allem bei Entzündungen, Infektionen und Erkrankungen der Schleimhäute eingesetzt. Häufig handelt es sich um langwierige Verläufe, bei denen auch Lymphbahnen und Lymphknoten als nachgeordnete Stationen der Immunabwehr mit beteiligt sind, z. B. bei chronischen Infektionen, aber auch bei Tumorerkrankungen mit Lymphknotenmetastasen. Bei Lymphknotenmetatasen und bösartigen Erkrankungen des Lymphsystems kommen oft Mistelpräparate mit Quecksilberzusatz zur Anwendung. Auch bei Tumoren des Merkurorgans Lunge werden Mistelpräparate mit Quecksilber eingesetzt, vor allem von der Ulme, dem „Merkur unter den Bäumen".

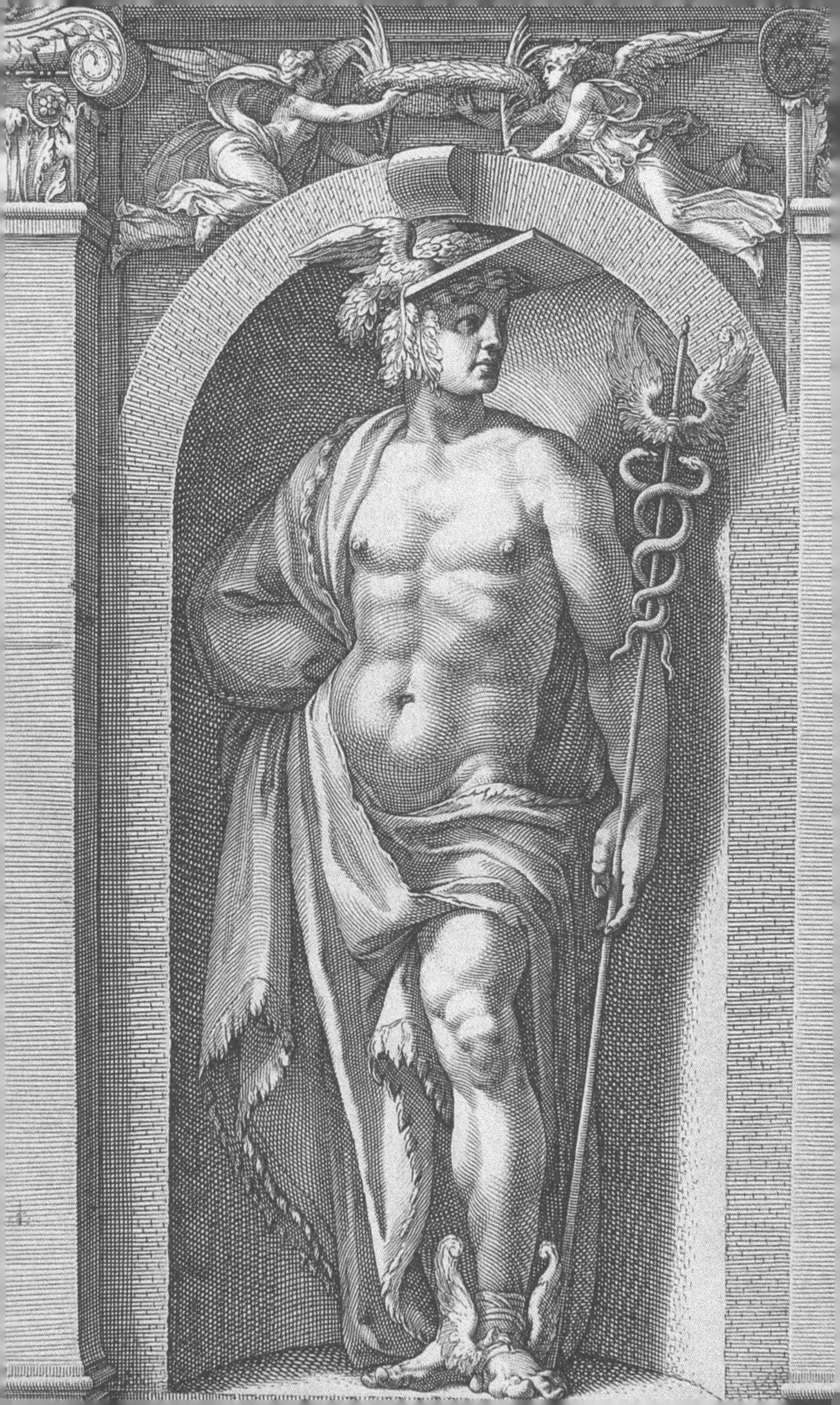

Medizinische Anwendungsbeispiele von Quecksilber (Mercurius)

Die folgenden Hinweise dienen nur als Beispiele, sie sollen und können eine ärztliche Beratung nicht ersetzen. Eine Selbstanwendung der genannten Präparate ist möglich, bei unklaren oder länger andauernden Beschwerden ist jedoch unbedingt ein Arzt aufzusuchen.

Entzündungen lindern

MERCURIUS VIVUS NATURALIS (gediegenes Quecksilber) D6 Tabletten von Weleda

Bei Angina und Halsentzündungen, auch nach Entfernung der Mandeln, bei Schnupfen und Nasennebenhöhlenentzündung, vor allem mit verfärbtem, übelriechenden Sekret, begleitend bei Darmentzündungen (Colitis ulcerosa u.a.). Dosis: 4-mal täglich 2 Tabletten im Mund zergehen lassen.

APIS/BELLADONNA CUM MERCURIO Streukügelchen von Wala

Enthalten neben Zubereitungen aus der Tollkirsche (Belladonna D3) und der Honigbiene (Apis D4) Mercurius solubilis D14, ein in der Homöopathie übliches Gemisch aus Quecksilbernitrat und reinem Quecksilber. Dosis: 4- bis 6-mal 4 bis 15 Globuli bei Mandelentzündungen mit Belägen.

ZINNOBER (NAT. QUECKSILBER(II)-SULFID, CINNABARIT) D6

Tabletten von Weleda

Das natürliche Quecksilbererz, ein rotes, durchscheinendes kristallines Mineral bei verschleimenden bis eitrigen, auch bei chronisch wiederkehrenden Entzündungsprozessen der Luftwege sowie vergrößerten Rachenmandeln (Polypen), Dosis: Bei Polypen 1-mal täglich 2 Tabletten D20, bei den anderen akuten Krankheitsbildern 4- bis 6-mal täglich 2 Tabletten D6, bei ausbleibender Besserung nach 1 bis 2 Tagen einen Arzt aufsuchen!

PYRIT/ZINNOBER (PYRIT D2 / ZINNOBER D20)

Tabletten von Weleda

Zubereitung aus schwefelhaltigen Erzen von Eisen und Quecksilber bei Entzündungen der Atemwege, insbesondere der Rachenschleimhaut, des Kehlkopfes und der Bronchien. Besonders bei unangenehmen Entzündungen hinter der Nase in Kombination mit Heiserkeit, 4- bis 6-mal täglich 2 Tabletten.

BRYOPHYLLUM MERCURIO CULTUM Tropfen von Weleda

Es handelt sich um ein sog. „vegetabilisiertes Metall", eine Spezialität der Anthroposophischen Medizin: Durch Düngung der vegetativ durch Abspaltung von den Blatträndern vermehrungsfreudigen Keimzumpe („Goethepflanze") mit dem wesensverwandten Quecksilber und Kompostierung der ersten und zweiten Generation, mit der die Pflanzen des zweiten bzw. dritten Jahres gedüngt werden, wird über drei Jahre eine gegenseitige Verstärkung der Pflanze und des Metalls bewirkt. Bryophyllum Mercurio cultum-Tropfen stärken das Sexualchakra (Wurzelchakra, Sechsblättriger Lotos) und die von diesem Kraftzentrum versorgten Organe. Z. B. bei Infektionen und Entzündungen (Pilze, Herpesviren, Prostataentzündung, Störungen der Sekretion: mangelnde Befeuchtung und/oder Ausfluss) in der Potenz D2 bei Männern und maskulinen Frauen und der Potenz D3 bei Frauen und femininen Männern, Dosis 4- bis 6-mal täglich 15 Tropfen bei akuten Infektionen, 2-mal täglich 15 Tropfen bei chronischen Verläufen.

☿

♀

☉

♂

♃

♄

♅

☾

SILBER

(Argentum)

Das Mondmetall

In der Astronomie spricht man von der Erde und dem Erdmond als einem zusammengehörigen System. Kein anderer Planet hat einen im Verhältnis zu seiner Größe ähnlich großen Mond. Mit einem Durchmesser von ca. 3.500 Kilometern kann er sich durchaus neben der Erdkugel (Durchmesser ca. 12.800 Kilometer) sehen lassen. Am Himmel erscheint seine Scheibe ungefähr gleich groß (mittlerer Durchmesser) wie jene der Sonne. Ein Zufall? Auf jeden Fall unterstreicht diese Tatsache die Bedeutung des Mondes. Abgesehen von dem praktisch vollständigen Fehlen einer Atmosphäre weist der Mond viele Gemeinsamkeiten mit der Erde auf, so dass man Erde und Mond auch als Doppelplaneten ansehen kann. Experten sind sich heute weitgehend darüber einig, dass der Mond und die Erde gleich alt sind, eine lange gemeinsame Geschichte aufweisen und ursprünglich einen einzigen Planeten bildeten. Aus diesem wurde dann durch die Kollision mit einem anderen Himmelskörper oder durch ein anderes kosmisches Ereignis der Mond herausgelöst.

Nicht nur die Mondlandschaft im Großen ist von unzähligen Kratern überzogen. Ich hatte einmal die seltene Gelegenheit hat, ein Stück Mondgestein von einer der amerikanischen oder russischen Mondmissionen in der Hand zu halten und mit der Lupe zu untersuchen. Sofort fällt ins Auge, dass Mondgestein von vielen kleinen Kratern förmlich übersät ist und fast wie pockennarbig aussieht. Dabei handelt es sich um Einschläge von mikroskopisch kleinen Partikeln, die ebenso wie die großen Meteoriten ohne Abbremsung durch eine Atmosphäre mit voller Kraft auf dem Mond auftreffen. Der Mond ist kosmischen Einflüssen viel stärker und ungeschützter ausgesetzt als die Erde. Deshalb konnte sich auf ihm auch im Gegensatz zur Erde kein eigenes Leben entwickeln.

DIE REINGEWASCHENE MONDGÖTTIN

Nach der Sonne ist der Mond für uns der zweitgrößte und hellste Himmelskörper. Sein klares und kühles Licht, das so viele Nächte erhellt, wird in vielen Kulturen als polares Gegenstück zum direkten, heißen, austrocknenden Sonnenlicht gesehen. Vor allem in warmen Ländern, in denen die Sonne tagsüber den Boden erhitzt, erscheint das nächtliche Mondlicht als erfrischendes, kühlendes, erneuerndes und lebenspendendes Element, dessen äußeren Ausfluss man auch im morgendlichen Tau sah. In vielen Kulturen wurden daher neben den dominierenden, maskulinen, hitzigen Sonnengöttern weibliche lunare Gottheiten verehrt. Diese nehmen sich im direkten Vergleich mit dem Sonnenhaften zwar ähnlich blass und unscheinbar aus wie der Mond am Tageshimmel. Ihre Stunde kommt jedoch, wenn der Sonnenwagen hinter dem Horizont verschwunden ist und der Sternenhimmel seine funkelnde Schatzkiste öffnet. Als griechische Selene oder römische Luna erleuchtete die Mondgöttin, eine blasse, mit einem Halbmond bekrönte, hinreißend schöne junge Frau, die Nacht mit einer Fackel. Von ihr ging ein gleichmäßiges, sanftes Licht aus. Selene/Luna hatte, obwohl göttlicher Abstammung, eine Vorliebe für jugendfrische irdische Männer, sie war sexuell äußerst aktiv und extrem fruchtbar. Mit ihrem Liebhaber Endymion, den sie mit Hilfe des Göttervaters Zeus in einen Schlafzustand versetzte und ihm dadurch ewige Jugend verlieh, zeugte sie fünfzig Töchter.

Maria, die christliche „Mutter Gottes", kann als Nachkommin einer solchen lunaren Gottheit angesehen werden. Sie trägt die unverkennbaren Zügen einer der Nacht zugewandten Fruchtbarkeitsgöttin – wenngleich sie durch die Überlieferung und die Dogmen von der „Unbefleckten Empfängnis" und der „Jungfrauengeburt" von der vermeintlichen „Sünde" des Geschlechtsaktes reingewaschen wurde. Trotz dieser theologischen Besonderheit lassen Marias Attribute – der Sternenkranz um das Haupt und die Mondsichel unter den Füßen – die Verehrung des Mondes und der mit ihm verbundenen Göttinnen bis in die Gegenwart weiterleben – bei vielen Millionen katholischer Christen, die sich dessen oft gar nicht bewusst sind.

„SILVER MAKES EVERYTHING DISAPPEAR"

Was den Mond mit dem ihm traditionell zugeordneten Planetenmetall Silber verbindet, ist die besondere Beziehung zum Licht. Der Mond als Spiegel des Sonnenlichtes findet seine Entsprechung im Spiegelmetall Silber. Die ältesten Spiegel der Menschheit waren wohl aus Kupfer oder Bronze. Kein anderes Metall bietet sich jedoch als ein so vollkommener Spiegel an wie das Silber, das in seiner Wertschätzung als Edelmetall immer gleich nach dem Gold kam. Silberspiegel zeichnen sich durch besondere Helligkeit, große Tiefe, Kontrastreichtum und Farbechtheit aus. Sie geben ein so unverfälschtes Bild der sich in ihnen spiegelnden Umgebung wieder, wie das nur möglich ist. Damit vervielfältigen sie in gewisser Weise die Welt – zumindest was ihre visuelle Repräsentation anbetrifft.

Die Reproduktionsfähigkeit des Silbers kam allerdings erst in der Moderne zu ihrer technischen Blüte. Dies geschah im 19. und 20. Jahrhundert in Form der heute zunehmend von der digitalen Technik verdrängten Analog-Fotografie. Diese wird auch Silber-Fotografie genannt, denn sie bedient sich einer durchsichtigen Fotoplatte oder eines Films, auf den kleinste Körnchen einer Silberhalogenid-Verbindung, z. B. Silberbromid, aufgetragen sind. Diese Silberverbindungen sind so hochgradig lichtempfindlich, dass sie bereits nach kurzen Belichtungszeiten in ihre Bestandteile Silber und Brom zerfallen und ein fotografisches Negativ entstehen lassen, das sich dann praktisch unendlich oft reproduzieren lässt. „Silver makes everything disappear" – „Silber lässt alles verschwinden", sagte einst der Künstler Andy Warhol (1928-1987), der als Begründer der Popart nicht nur exzessiv fotografierte und reproduzierte, sondern zeitweise auch in seinen Atelier- und Wohnräumen jede freie Fläche mit Silberfolie ausschlagen ließ. Was er damit sagen wollte, war, dass hinter den beliebig vielen Reproduktionen und Spiegelungen das Original verschwindet, seine Einzigartigkeit und damit seine Bedeutung und Existenzberechtigung verliert. Das Spiegelmetall Silber verwandelt die Welt in ein „unendliches Spiel von Abbildern, die sich gegenseitig abbilden: eine Unendliche Geschichte" (Michael Ende, *Der Spiegel im Spiegel*, 1983).

SPIEGEL UND VATERSCHAFT

Der große argentinische Schriftsteller Jorge Luis Borges (1899-1986) verglich in seiner berühmten Erzählung *Tlön, Uqbar, Orbis Tertius* Spiegel mit der Vaterschaft dahingehend, dass beide „die sichtbare Welt (...) vervielfältigen und in Umlauf bringen" würden. Man kann diesen Vergleich ohne weiteres auf die Elternschaft ganz allgemein erweitern. Die Wesensverwandtschaft des Silbers mit den Vorgängen der Fortpflanzung und Reproduktion, für die einst die Mondgöttinnen zuständig waren, drängt sich förmlich auf, wenn man weitere Eigenschaften des Silbers betrachtet. Als idealer Leiter für Wärme, Klang und Elektrizität macht Silber geradezu eine Tugend daraus, sich selbst ganz zurückzunehmen, sich für anderes zu öffnen und es möglichst unvermindert und unverfälscht weiterzugeben. Genau das ist es, was in einer Gebärmutter vor sich geht, in der sich eine befruchtete Eizelle einnistet und vervielfältigt wird, in der sich ein neuer Leib aufbaut, der schließlich freigegeben wird – an das erwachende und zu Bewusstsein kommende Neugeborene. Der nun folgende Abschnitt der frühen Kindheit ist noch ganz von den Kräften des Silbers geprägt (Zuordnung der Metalle zu den Lebensphasen siehe Tabelle S. 37). Das zeigt sich u.a. darin, dass kleine Kinder dazu neigen, immer wieder denselben Satz oder dieselbe Frage zu wiederholen, schier endlos zu reproduzieren, so wie es dem Wesen des Silbers entspricht.

Eine weitere Wesensverwandtschaft hat das Silber zum Wasser – vermutlich dem ersten Spiegel, den Menschen benutzten. Daraus ergeben sich als Anwendungsbereich für das Silber in der ganzheitlichen Medizin die Flüssigkeitsprozesse, in denen sich Leben entwickelt oder die Leben spenden, aber auch die ableitenden Harnwege (Anwendungsbeispiele s.u.) sowie die Körperoberfläche, die Haut als der Spiegel der Seele.

BESCHEIDENER, ZURÜCKHALTENDER, GENIALER SILBERTYP

Die Mond- bzw. Silbertypen unter den Menschen haben häufig bis weit über die Lebensmitte ein jugendliches oder sogar kindliches Erscheinungsbild, das trotz aller schönen und sogar zarten Züge ein wenig unreif und plump mit lebenslanger Neigung zum „Babyspeck" wirken kann. Sie sind, soweit es sich um Europäer handelt, oft hellblond oder leicht rötlich blond, lichtempfindlich, haben helle, rosige Haut mit Neigung zu Sommersprossen und Akne. Sie werden oft zu Unrecht für passiv und träge gehalten, denn sie haben kein Interesse daran, sich selbst und ihre Person in den Vordergrund zu spielen. Ihre wahren Stärken entfalten sie, wenn Gedächtnis und Kreativität gleichermaßen gefragt sind. Als Künstler sind sie Meister darin, eine ebenso exakte wie phantasievolle unverfälschte Widerspiegelung der Welt zu schaffen, bei der sie sich weitestgehend jeglicher Einmischung und jeglichen Kommentars enthalten und dabei gleichzeitig auf verborgene, in der Welt wirkende Kräfte aufmerksam machen. Ein klassischer Silbertyp in diesem Sinne (und von seiner äußeren Erscheinung her sowieso) war der bereits erwähnte Künstler Andy Warhol.

Medizinische Anwendungsbeispiele von Silber (Argentum)

Die folgenden Hinweise dienen nur als Beispiele, sie sollen und können eine ärztliche Beratung nicht ersetzen. Eine Selbstanwendung der genannten Präparate ist möglich, bei unklaren oder länger andauernden Beschwerden ist jedoch unbedingt ein Arzt aufzusuchen.

ARGENTUM METALLICUM PRAEPARATUM D6
Verreibung (potenzierter Silberspiegel) von Weleda

Bei unreiner Haut und Akne als Basistherapie für „Silbertypen" (s.o.), Dosis: 4-mal täglich 1 Messerspitze.
Bei Kindern wird Argentum metallicum D6 auch bei Schlafstörungen oder nicht ausreichend erholsamem, zu oberflächlichem Nachtschlaf eingesetzt. Dosis: 1-mal täglich 1 Messerspitze vor dem Zubettgehen.

ARGENTUM METALLICUM PRAEPARATUM D30 Ampullen von Weleda

Die Silberspiegel-Spritzen lenken die kühlenden, belebenden und stärkenden Kräfte des Mondlichtes auf den menschlichen Organismus und werden in der Anthroposophischen Medizin bei erschöpfenden Fieberzuständen als fiebersenkendes Mittel gegeben. Natürlich erst, nachdem die Ursache des Fiebers durch eine ärztliche Untersuchung festgestellt und entsprechend behandelt wurde. Dosierung: 2-mal täglich 1 Ampulle s.c. (unter die Haut spritzen).

BRYOPHYLLUM ARGENTO CULTUM Tropfen von Weleda

Es handelt sich um ein sog. „vegetabilisiertes Metall", eine Spezialität der Anthroposophischen Medizin: Durch Düngung mit Silbersalzen und Kompostierung der ersten und zweiten Generation, mit der die Pflanzen des zweiten bzw. dritten Jahres gedüngt werden, wird über drei Jahre eine gegenseitige Verstärkung der Keimzumpe, einer Pflanze mit starkem Bezug zu den Fortpflanzungsorganen, und des Metalls bewirkt. Bryophyllum Argento cultum-Tropfen werden bei einer ganzen Reihe von psycho-gynäkologischen Störungen eingesetzt. Z. B. in der Potenz D2 beim prämenstruellen Syndrom (PMS) mit überwiegend körperlichen Beschwerden und in der Potenz D3 beim prämenstruellen Syndrom (PMS) mit überwiegend seelischen Beschwerden. Dosis: 4-mal täglich 15 Tropfen. Weitere Einsatzbereiche der mit Silber gedüngten Keimzumpe sind Angst- und Unruhestände, die man früher auch als „hysterisch" bezeichnet hat. Dosis: 4-mal täglich 15 Tropfen bei mehr körperlicher Unruhe, Krämpfen und Verspannungen in der Potenz D2 und bei mehr innerer psychischer Unruhe und Ängsten D3.

ECHINACEA/ARGENTUM Streukügelchen von Wala

enthalten Silber und eine Zubereitung aus abwehrsteigerndem Sonnenhut (Echinacea). Sie werden bei gehäuften akuten fieberhaften, auch schweren Infekten gegeben. Das

Präparat hilft bei Infektanfälligkeit und Abwehrschwäche, der keine schwere Immunstörung zugrunde liegt, Antibiotika zu sparen. Dosis: 4- bis 6-mal 15 Globuli.

THUJA COMP. N MISCHUNG aus Verreibungen von Weleda

Das zuverlässig wirkende Mittel vereint die Wirkkräfte von Silber, Quecksilber und dem immunstabilisierenden Lebensbaum bei chronischen und wiederkehrenden Infekten der Harnwege, vor allem der Harnblase und der Harnröhre. Es muss allerdings über mehrere Wochen eingenommen werden. Dosis: 4-mal täglich 1 Messerspitze.

☾

☿

♀

☉

♂

♃

♄

♁

ANTIMON

Das Äthermetall

VON RÜLEIN ZU AGRICOLA: GEBURT DER NATURWISSENSCHAFTLICHEN METALLKUNDE

Das antike Weltbild mit sieben Planeten (einschließlich Sonne und Mond) und sieben zugehörigen Metallen wurde ab dem 16. Jahrhundert in Europa allmählich von naturwissenschaftlichen Anschauungen abgelöst. So hält der Arzt und Universalgelehrte Ulrich Rülein von Calw (1465-1523), Begründer der Montanwissenschaft (Bergwerkslehre) und Autor der ersten wissenschaftlichen Darstellung des Bergbaus in Deutschland, noch an der Siebenzahl der Metalle und ihrer Entstehung unter dem Einfluss der Planeten fest. Sein auf den praktischen Bergbau hin ausgerichtetes Werk *Ein nützlich bergbüchlin von allen metallen als golt, silber, zcyn, kupferertz, eisen, stein, bleyertz und vom qecksilber* (ca. 1500) schmückt er mit Illustrationen der assoziierten Gottheiten. Mehr als diese sieben Planetenmetalle anzunehmen, wäre damals Ketzerei gewesen. Sein Kollege Georgius Agricola (1494-1555) hingegen, ebenfalls Arzt und Bergbaukundiger, ergänzte die sieben Metalle bereits weniger als 50 Jahre später um das Wismut (das Rülein zwar kannte, aber nicht als eigenständiges Metall erkannte) und verlegte die Entstehung der Metalle aus dem Kosmos in das Erdinnere, wie er in seinem Werk *De ortu et causis subterraneorum* (dt. *Von unterirdischen Ursprüngen und Ursachen*, Basel 1546) und anderen Büchern, darunter *De re metallica* (dt. *Von der Natur der Metalle*, Basel 1555) darlegte. Agricola gilt als Vater der modernen Mineralogie, denn für ihn sind die Metalle nicht mehr himmlischen Ursprungs, sondern verdanken ihre Entstehung irdischen, d.h. physikalischen und chemischen Ursachen. Mit der Entdeckung neuer Metalle und zunehmendem Wissen von den materiellen Aspekten der Stoffeswelt erwies sich die antike, mythologisch begründete Ordnung in wachsendem Maße als Hindernis. Das Zeitalter der modernen Metallkunde war eingeläutet und die alte Weisheit geriet nach und nach in Vergessenheit. Heute zählt man über neunzig Metalle, d.h. die Nichtmetalle sind unter den 118 bekannten Elementen eher die Ausnahme, wobei die genaue Zahl wegen der fraglichen Zuordnung einiger Elemente umstritten ist.

Wie verhält es sich denn mit den Nicht-Planetenmetallen in der Anthroposophie, und welche Bedeutung kommt ihnen in der Medizin zu? Ist ihnen auch jeweils ein Himmelskörper zuzuordnen, vielleicht neu entdeckte Planeten? Die Antwort auf diese Frage ist in einer anderen Richtung zu suchen: Während die sieben Planetenmetalle bestimmte Archetypen sozusagen in Reinform repräsentieren, sind andere Metalle durch das Zusammenwirken unterschiedlicher Einflüsse und Kräfte entstanden. Rudolf Steiner hat das anhand des Antimons, lateinisch Stibium (viele Antimon-Präparate sind unter der Bezeichnung Stibium in Gebrauch) dargestellt, das auch als Halbmetall bezeichnet wird, weil es nur einige Eigenschaften mit den Metallen gemein hat und sich in mancher Hinsicht anders, ja entgegengesetzt verhält als man das von einem Metall erwarten würde. In den schon erwähnten Vorträgen vor den Ärzten, mit denen er die Anthroposophische Medizin begründen sollte (*Geisteswissenschaft und Medizin*, Rudolf Steiner-

Gesamtausgabe Band 312, S. 354f), führte er Antimon zugleich als zentrales Arzneimittel ein. Das Antimon, so Steiner, entsteht nicht aus dem Wirken von einzelnen Planeten, sondern durch das „Zusammenwirken ... von Merkur, Venus und Mond". Diese würden zusammen „nicht merkurialisch, nicht silberig, nicht kupferig" wirken, sondern so, „wie eben in der Erde das Antimon wirkt". Es handelt sich dabei nicht um ein lediglich additives Zusammenwirken, keine bloße Mischung von Silber, Quecksilber und Kupfer, hier ist das Ganze mehr als die Summe der Teile. Die genannten Kräfte, so Steiner, würden sich „neutralisieren durch entsprechende Oppositions- und Quadrantenstellung" und miteinander in eine „Wechselwirkung" treten, „die mit der Antimonwirkung etwas zu tun hat, die im Antimon von der Erde in Anspruch genommen wird. In allem, was Antimon auf der Erde ist, wirkt von der Erde aus dieselbe Kraft, die von diesen drei planetarischen Körpern vom Außerirdischen aus auf die Erde wirkt". Dem „Antimonleib" der Erde entsprechen „antimonisierende Kräfte" im menschlichen Organismus, welche durch eine Therapie mit Antimon gestärkt werden können und die wir noch betrachten werden.

♁ ANTIMON – DAS ÄTHERMETALL

Was ist überhaupt Antimon? Die wenigsten Leserinnen und Leser werden wohl jemals ein Stück Antimon in der Hand gehalten haben, denn es wird zwar recht häufig als Bestandteil in Legierungen verwendet, wo es vor allem zur Härtung von Blei und Zinn dient, es findet sich aber in Reinform kaum außerhalb von naturwissenschaftlichen Sammlungen. Antimon ist ein hell und silbrig glänzendes, blätteriges, leicht zerbröselndes Material. Auf den ersten Blick handelt es sich eindeutig um ein Metall. Allerdings ist es nicht geschmeidig und formbar wie andere Metalle, sondern spröde. Es lässt sich zu einem Pulver zermörsern oder vermahlen. Auch die metalltypische Leitfähigkeit für Elektrizität und Wärme ist nicht sehr hoch. In der Natur kommt Antimon nur selten rein vor, sondern überwiegend als Erz in Verbindung mit Schwefel als Grauspießglanz (auch Antimonit und Stibnit genannt). Grauspießglanz heißt dieses Mineral einmal wegen seiner Farbe und zum anderen wegen der metallisch glänzenden, büschelförmig angeordneten, nadeligen, „spießigen" Kristalle. In der alten Literatur wird der Grauspießglanz auch Grauspießglas genannt. Manche Stücke erinnern tatsächlich an schwarzes Glas. Rudolf Steiner macht in den genannten Ärztevorträgen und anderenorts explizit auf diese „büschelförmige Kristallisation", die von der Erde wegzustreben scheint, aufmerksam und in diesem Zusammenhang auf einstrahlende außerirdische Kräfte. In ihrem Buch *Grundlegendes für eine Erweiterung der Heilkunst* weisen Rudolf Steiner und die Ärztin Ita Wegman ebenfalls auf diese „büschelförmige Gestaltung" hin und führen aus: „Es gliedert sich damit in Linien, die von der Erde weg- und den Kräften entgegenstreben, die im Äther wirken. Man bringt mit dem Antimon somit etwas in den menschlichen Organismus, das der Wirkung des Ätherleibes auf halbem Wege entgegenkommt" (Rudolf Steiner-Gesamtausgabe Band 27, S. 69). Das bröselige Antimon ist – mit anderen Worten – ein Metall, das sich gegen das Irdischwerden wehrt und dadurch eine starke Affinität zum menschlichen „Ätherleib“ hat, wie Steiner das System der Lebenskräfte nannte. Als „Äthermetall“ erscheint Antimon wie dafür geschaffen, als Arzneimittel zu dienen.

ANTITENDENZ

Auch bei näherer Untersuchung scheint es, als wolle sich Antimon nicht so recht mit irdischen Verhältnissen anfreunden und bringe seine Affinität zu kosmischen und lebendigen Prozessen auf vielfältige Weise zum Ausdruck. Wenn man Antimonit ab einer Temperatur von 546 °C schmilzt und wieder erstarren lässt, dann bildet diese in Alchemie und Homöopathie auch Antimonum crudum (crudum lat. = roh) genannte Substanz noch filigranere faserige und moosartige Strukturen aus, als es sie im natürlichen Zustand hat. Feinste moosige und filzige Kristalle findet man auch bei natürlichen Antimon-Mineralien z.B. dem Jamesonit, dessen Nadeln fein wie Haare sein können. Pflanzenartige Muster bilden sich auch aus, wenn man Antimon verbrennt und den sich dabei reichlich bildenden weißen Rauch auf einer kühlen Fläche niederschlagen lässt: Dann entsteht die eisblumenartige Antimonblume (von den Alchemisten auch „floribus antimonii“ genannt). Und auch das metallisch reine Antimon, das als „regulus antimonii“ oder Antimonkönig bezeichnet wird, zeigt auf seiner Oberfläche stern- und farnblattartige Strukturen. So „offen“ das Antimon außerirdischen und Lebensprozessen nahestehenden Kraftsystemen gegenüber ist, so sehr wehrt es sich gegen die Einflüsse der sog. „untersinnlichen Welt“, zu der nach Rudolf Steiner die Elektrizität und der Magnetismus gehören. Dass Antimon ein schlechter Stromleiter ist, wurde schon erwähnt. Darüber hinaus ist es diamagnetisch, d.h. es stellt sich im Gegensatz zu den paramagnetischen Metallen (wie dem Eisen) nicht längs, sondern quer zu den Polen eines Magnetfeldes. Das ist schon etwas Besonderes. Und beim Abscheiden auch einer Lösung durch elektrischen Strom macht es sich für den Strom vollends undurchlässig, indem es eine instabile, isolierende Modifikation bildet, das „explosive“ Antimon, das beim Anritzen unter Freisetzung von Licht und Wärme (Funkenbildung) wieder schlagartig in die metallische Form übergeht. Schließlich weist Antimon als einer von wenigen Stoffen eine Besonderheit auf, die man ebenfalls als „Antipathie“ gegen irdische Verhältnisse interpretieren kann: Geschmolzenes Antimon (Schmelzpunkt 630,8 °C) dehnt sich beim Erstarren aus, d.h. die Dichte nimmt ab, und der Stoff wird leichter. Dieses seltene Phänomen, Dichteanomalie genannt, weist auch das Wasser beim Abkühlen auf. Beide Substanzen, Wasser und Antimon, zeigen auf diese Weise ihre Affinität zum flüssigen Zustand und zu den an das Flüssige gebundenen Lebensprozessen und ihre Aversion gegenüber dem festen Zustand bzw. dem Irdisch-Toten.

Wegen der Dichteanomalie ist Antimon ein seit Jahrhunderten beliebter Legierungspartner für Präzisionsguss z.B. von Drucklettern. Denn ab einem bestimmten Antimongehalt schrumpft eine Legierung beim Abkühlen nicht wie üblich, sondern sie dehnt sich ein wenig aus, so dass das Metall bis in die feinsten Ecken, Winkel und Ausbuchtungen auch der kompliziertesten Formen quasi hineingepresst wird. Auch hier, bei der industriellen Nutzung, zeigt sich die starke Affinität zu den Formkräften.

Zusammenfassend kann festgestellt werden, dass es sich bei Antimon um eine Art Anti-Metall handelt, einen Stoff, der einerseits Metall ist und sich andererseits gegen die Metallität wehrt und sich nicht in die irdischen Verhältnisse so eingliedern möchte, wie es die anderen Metalle tun. Diese Anti-Tendenz kommt auch im Wort Antimon zum Ausdruck, für das es allerdings unterschiedliche Herleitungen gibt. Eine davon sucht den Ursprung im griechischen Wort Anthemónion für die Blüte oder das Ausgeblühte wegen der blütenartigen Strukturen des Antimon.

ANTIMON FÜR DEN UNSICHTBAREN MENSCHEN

Eine andere Deutungsweise der Bezeichnung „Antimon“ ergibt sich mit Blick die Wirkungen im Menschen. Das Präfix „Anti“ bedeutet nämlich nicht nur „gegen“, sondern auch „anstelle von“. Im menschlichen Organismus ersetzt Antimon die formbildenden, bis ins Physische hinein wirkenden Kräfte der sog. höheren Wesensglieder. Diese Kräfte zu stärken, ist in vielen Krankheitssituationen das therapeutische Anliegen der Anthroposophischen Medizin. Denn sowohl bei Organerkrankungen (z.B. der Atmungsorgane oder Durchfälle) als auch bei seelischen

Krisen (z.B. im Rahmen von Depressionen, Erschöpfung und Burnout) können diese seelisch-geistigen und von Lebensprozessen getragenen Formkräfte gestört sein. Geben wir dem Menschen Antimon-Präparate in geeigneter Zubereitung und Dosis, dann bilden wir, mit einem Wort von Steiner aus den Ärztevorträgen „ein starkes Phantom im Menschen" (a.a.O. auf S. 358), das *anstelle* der gestörten oder geschwächten Formkräfte wirkt. Die Formkräfte sind die Antimonkräfte im Menschen, und wenn sie zu schwach sind, führen wir dem Menschen Antimon in Form einer Arznei zu. „Der Mensch ist eigentlich Antimon," so Rudolf Steiner in den oben genannten Ärztevorträgen (S. 356), „wenn man sich herausdenkt alles dasjenige, was in ihn von außen eingeführt wird." Dieser Antimonleib des Menschen ist bei vielen Krankheiten geschwächt, so dass der Einsatzbereich für Antimon und seine natürlichen und künstlichen Verbindungen sehr groß ist.

URALTE TRADITION

Schon im alten Ägypten sowie auch in der griechischen und römischen Antike wurde Antimon medizinisch genutzt. Die älteste überlieferte Anwendung liegt jedoch noch viel weiter zurück als die ägyptische Kultur, nämlich in urfernen Zeiten, von denen die Bibel und der Koran berichten: Einer islamischen Überlieferung zufolge, die der Koran-Gelehrte Ibn 'Abbās im 7. Jahrhundert festgehalten hat, wurde Noah mit Antimon von der Blindheit geheilt. Nachdem Noah sechs Monate in der Arche verbracht hatte und am Ende der Sintflut wieder an Land ging, seien er und seine Gefährten vom dauernden Schauen auf das Meer blind geworden. Gott habe ihnen daher befohlen, die Augen mit Antimon zu umranden, worauf sie ihre Sehkraft wiedererlangt hätten. Es handelte sich um eine Art Überflutung der Sinne, die erfolgreich behandelt werden konnte, indem mit Antimon die Formkräfte gestärkt wurden. Auch heute bewährt sich Antimon bei den Folgen von Reizüberflutung und Störungen der Sinnesfunktionen, z.B. bei Sehstörungen, Schwindel und Ohrgeräuschen. Die uralte Tradition der Umrandung der Augen mit einer schwärzenden Zubereitung aus Antimonit (auch Kohl genannt) ist im Orient noch verbreitet – wenn auch mehr zu kosmetischen Zwecken. Auch der Prophet Mohammed selbst habe Kohl benutzt, woran sich gläubige Muslime noch heute orientieren. Weit verbreitet war Antimon, das man für eine Art Blei hielt, in unterschiedlichen, innerlich einzunehmenden Zubereitungen und Darreichungsformen als hochwirksames Abführ- und Brechmittel, das zudem auch schweißtreibend war. Auf diese Weise sollte es der Entgiftung dienen bzw. ganz banal der Entleerung, wenn man auf einem Gelage zu viel gegessen hatte und wieder Platz machen wollte. Zum Erbrechen wurden aus antimonhaltigen Legierungen gefertige Metallbecher verwendet, aus denen Wein getrunken wurde, der nach längerer Einwirkzeit mit dem Antimon den als starkes Brechmittel wirkenden Brechweinstein (Kaliumantimonyltartrat) bildete. Auch eine aus Antimon hergestellte „ewige Pille“ war sehr populär: Diese wurde bei Bedarf geschluckt und mit dem von ihr ausgelösten Durchfall wieder weitgehend unversehrt ausgeschieden. Anschließend stand sie für unzählige weitere Anwendungen bereit.

Im Mittelalter machte sich der englische Franziskanermönch Roger Bacon (1214 - ca. 1292) um das Antimonmit mit einer berühmten Abhandlung verdient, in den er die Antimon-Therapie bei einer Vielzahl von Erkrankungen beschreibt. Darüber hinaus empfahl er es auch zur „Erlängerung und Erhaltung gesunden Lebens" (Rogeri Baconis, *Tractat von der Tinctur und Oel des Antimonii*, deutsche Übersetzung in Band 3 von: *Deutsches Theatrum Chemicum*, Nürnberg 1732).

Geheimnisumwittert ist bis heute die Autorenschaft jener umfassenden Darstellung über Antimon, die 1604 in Leipzig erschien und als deren Autor Basilius Valentinus genannt wird. Er gilt als einer der größten Eingeweihten am Übergang des Mittelalters zur Neuzeit und soll im 15. Jahrhundert als Benediktinermönch im Erfurter Peterskloster gelebt haben. Das ihm zugeschriebene Werk mit dem Titel *TriumphWagen Antimonii. Allen so der Grund suchen der uhralten Medicin. Auch zu der Hermetischen Philosophy beliebnis tragen* war über Jahrhunderte das Grundlagenwerk über Antimon schlechthin und stellt geschichtlich die erste wissenschaftliche Monographie über ein Metall überhaupt dar. Es handelt sich um eine Fundgrube an wissenschaftlich exakten Beobachtungen und Anleitungen zur Herstellung von vielfach neuartigen Medikamenten und Beschreibungen der Anwendung von Antimon. Beiläufig werden aber auch Themen der Alltagskultur wie das Bierbrauen und die Schnapsbrennerei behandelt. Zugleich führt es umfassend in das spirituelle, von alter Weisheit und tiefer Frömmigkeit durchdrungene Weltbild der Alchemie ein. Vor allem aber enthält es bedeutsame Ausführungen über das Wesen des Antimon. Wie eine Essenz dieser Darstellungen nimmt sich eine Anmerkung des berühmten niederländischen Anatomen Theodor Kerckring (1638-1693) aus, der in der von ihm herausgegebenen lateinisches Ausgabe des *TriumphWagen Antimonii* (Amsterdam 1671) schrieb: „Unter allen Metallen und Mineralien existiert keine Substanz, die eine so starke Beziehung zum Himmelsgeist und zu den Sternen hat wie das Antimon."

NEUE WEGE IN DER ANTIMONTHERAPIE

Über lange Zeit war Antimon vor allem in Form von überwiegend giftigen Präparaten im Einsatz. Das gilt auch für Bacon, bei dessen Anwendungen man mit erheblichen toxischen Wirkungen rechnen musste, wie man seinen zum Teil recht drastischen Schilderungen entnehmen kann. Das sollte sich erst ändern mit den Rezepturen, die Basilius Valentinus in seinem Buch beschreibt. Allerdings waren giftige Antimonpräparate noch bis in 17. Jahrhundert verbreitet und lösten unter den medizinischen Fakultäten sogar eine mehr als ein Jahrhundert währende und als „Antimonkrieg" bekannte Kontroverse über den Gebrauch von Antimon aus. Die ungiftigen Neuentwicklungen, deren Herstellung von Basilius Valentinus beschrieben wird, finden wir auch bei seinem Geistesverwandten Paracelsus, der Antimon äußerlich und innerlich breit einsetzte. Im Werk von Basilius Valentinus werden Prozesse dargestellt, die darauf abzielen, das Antimon zu „reinigen", in ungiftige Verbindungen mit einem nur niedrigen Antimongehalt überzuführen und nach quasi homöopathischen Gesichtspunkten zu geben, rund 200 Jahre vor der Begründung der Homöopathie durch Samuel Hahnemann. So heißt es auf S. 65 des *TriumphWagen Antimonii* (Originalausgabe von 1604): „Ein Gifft zeucht die ander an sich" (Ein Gift zieht das andere an sich) als Begründung dafür, dass kleinste Mengen einer Arzneimittelsubstanz ausreichen, um heilende Wirkungen zu entfalten. Gifte, so Basilius Valentinus, könnten auf zweierlei Art vertrieben werden, erstens durch ihr Gegenteil – aber auch durch ihresgleichen, nämlich durch die anziehende Kraft einer Arznei, die ein ähnliches Gift in kleiner, nicht giftiger Dosis enthalte. „Simile simili gaudet" („gleich und gleich gesellt sich gern"), merkt der Autor an dieser Stelle an (aaO. S. 67). Auf dieser Grundlage konnte Antimon in kleinsten Mengen die erwünschten Wirkungen nach dem Ähnlichkeitsprinzip entfalten. Somit wurde der Weg zu einer Antimontherapie ohne Nebenwirkungen eingeschlagen, der von Samuel Hahnemann (1755 - 1843), dem Begründer der Homöopathie, weitergeführt und der auch in der Anthroposophischen Medizin mit neuartigen Präparaten wie dem Metallspiegel von Antimon, Stibium metallicum praeparatum (der analog wie der Metallspiegel von Gold hergestellt und potenziert wird), eine zentrale Rolle spielt.

Die Hauptwirkung des Antimon war auch für Basilius Valentinus und Paracelsus eine reinigende und gleichzeitig den Menschen von innen her erneuernde. Verglichen wurde der von Antimon-Arzneien bewirkte Reinigungs- und Transformationsprozess in der alchemistisch-medizinischen Literatur immer wieder mit dem Reinigen von unreinem, noch Silber und andere Beimischungen enthaltendem Gold mithilfe von Antimonit. Dieses wurde zusammen mit Gold geschmolzen. Dabei verband sich der Schwefel mit den anderen, dem Gold beigemischten Metallen zu einer Schlacke, die abgeschieden werden konnte. Das metallische Antimon hingegen, das nun mit dem reinen Gold eine Schmelze bildete, verbrannte unter Hitzeeinwirkung zu Antimonoxid, so dass das reine Gold zurückblieb. Dieser Prozess wurde auch „Gießen des Goldes durch Spießglas" genannt. Ihm verdankte Antimon Bezeichnungen wie „Bad des Königs" (lat. balneum regis; König=regis für Gold) und Lupus metallorum („Wolf der Metalle", weil es das Gold gleichsam hungrig wie ein Wolf aufnahm). (*Systematisches Handbuch der gesammten Chemie*, Band 2, Halle 1790, § 3044 ff).

Auf einem Kupferstich des Künstlers Matthäus Merian (1593-1650) wird dieser Prozess symbolisch wiedergegeben. Es handelt sich um eine Illustration aus dem alchemistisch-rosenkreuzerischen Hauptwerk *Atalanta fugiens* (Originalausgabe Oppenheim 1618, S. 105) des deutschen Arztes und Alchemisten Michael Maier (1568–1622). Merian und Maier gelingt es gemeinsam,

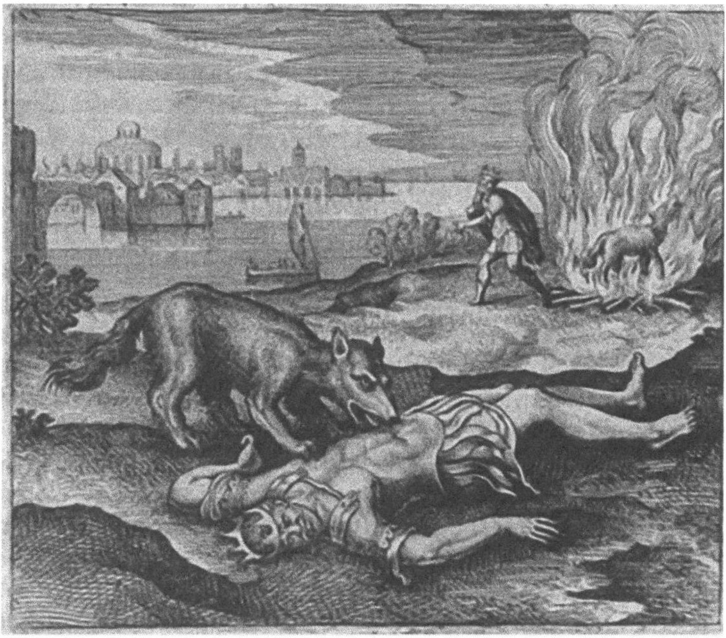

diesen Reinigungs- und Transformationsprozess auf eine Weise darzustellen, die unmittelbar aus der imaginativen Bilderwelt der Alchemie stammt und erlebbar macht, dass es bei diesem und anderen chemischen Prozessen nicht nur um die Läuterung und Verwandlung der Metalle ging, sondern auch um die Transformation der menschlichen Seele. Der hungrige Wolf (Antimon) verschlingt den müde und leblos wirkenden König (das ungereinigte Gold) und wird anschließend unter starker Rauchbildung (Antimonoxid) auf einem Holzfeuer verbrannt, worauf sich der wieder auferstandene König (das gereinigte Gold) „lebendig, stark und jung" (Maier), wie neugeboren aus dem Flammen erhebt, „stolz und frech“, wie Maier schreibt, und mit eines „Löwen Herz“. Was für ein großartiges Bild für die Transformation von Leib und Seele durch die ständig erneuernde Kraft des menschlichen Ich! Auch Paracelsus stellt anhand dieses chemischen Prozesses die Läuterung des Menschen und die Transformation des sterblichen „irdisch leib“ zum „leib der auferstehung“, der „lauter und klar“ ist, dar (Paracelsus *Vita beata – Vom seligen Leben*, Theologische Werke Band 1, Neuausgabe Berlin 2008, S. 452).

Die Darstellung des transformierenden und von innen her erneuernden Antimon als Wolf hat eine tiefe Bewandtnis und Wurzeln in der Antike. Michael Maier weist in seinem Werk (auf S. 106) darauf hin, dass in Griechenland der Wolf Apollon (dem Sonnengott und Repräsentanten des Goldes) sowie dessen Mutter Leto zugesellt war. Nicht nur in Griechenland, auch in anderen Kulturen hatte der Wolf eine enge Beziehung zu Sonnen- und Lichtwesen. In der nordischen Mythologie verfolgen die Wölfe Skalli und Hati Sonne und Mond und treiben sie so zum Gang über den Himmel an. Am Weltenende (Ragnarök) verschlingt der Fenriswolf die Sonne. Auch hier wird es eine Wiedergeburt geben, wie auf der Tafel von Merian. Daher erscheint der Wolf vielfach auch zu Beginn eines neuen Weltenzyklus. So wurde bei vielen Indianer- und Eskimostämmen der Wolf als Schöpfer des Menschengeschlechts angesehen und als Stammvater der Menschen verehrt, wie der Zoologe Dr. Andreas Zedrosser schreibt (Stapfia 37, S. 243), vielfach auch als Urmutter. Der Wolf als Repräsentant des Antimon hat Tod und Auferstehung zum Thema, Transformation und Erneuerung auf allen Ebenen, mit anderen Worten: Heilung in einem übergeordneten Sinne – sogar über den Tod hinaus. Auch das Symbol für Antimon ♁, das heute auch als Planetensymbol für die Erde verwendet wird, bringt dieses zyklische Geschehen zum Ausdruck: Die untere Hälfte, der Kreis, steht für die zyklische Erneuerung, das drauf gesetzte Kreuz für den Tod, der dabei immer wieder aufs neue durchlaufen werden muss.

WELTFREMDE ANTIMON-TYPEN

So wie sich den Planetenmetallen entsprechende Menschentypen skizzieren lassen, gibt es auch Antimon-Typen. Dabei handelt es sich um weichliche, träumerische, introvertierte, sanftmütige Menschen. Sie haben eine freundliche Grundnatur, können nach außen hin jedoch ein wenig verdrießlich wirken, was meist aus ihrer Schüchternheit kommt. Sie neigen eher zur Gewichtszunahme und haben oft Verdauungsstörungen. Meist sind es Nachtmenschen, die erst nach Einbruch der Dunkelheit körperlich und seelisch aufleben. Ähnlich wie das Antimon wirken sie in vieler Hinsicht nicht voll inkarniert oder weisen Anti-Tendenzen auf wie die Nachtaktivität bei Tagesmüdigkeit. Der amerikanische Homöopath Roger Morrison beschreibt Antimon-Typen treffend als emotional empfindliche Menschen, die im Mondlicht sanft, milde und romantisch werden (Roger Morrison, *Handbuch der homöopathischen Leitsymptome und Bestätigungssymptome*, dt. Ausg. 1997, S. 57). Klassische Antimontypen (im Licht von Mond und Venus) zeigt das berühmte Gemälde *Zwei Männer in Betrachtung des Mondes* von Caspar David Friedrich, das 1819/20 entstanden ist und in der Galerie Neue Meister in Dresden hängt. Der irische Dramatiker Samuel Beckett (1906-1989) hat sich von diesem Bild zu seinem Theaterstück *Warten auf Godot* anregen lassen, das die Antimon-Stimmung des Bildes von C. D. Friedrich aufgreift und sowohl im Bühnenbild als auch in den Dialogen mit den Mitteln des absurden Theaters umsetzt. Weltfremde Antimontypen finden sich besonders häufig in religiösen und anderen weltanschaulichen Gruppierungen abseits des Mainstreams. So wie die beiden Penner Estragon und Wladimir in dem Stück von Beckett auf eine Person namens Godot warten, von der nicht einmal klar ist, ob es sie überhaupt gibt, warten die Mitglieder von Weltanschauungsgruppen häufig auf apokalyptische Ereignisse oder hegen übersteigerte positive Erwartungen. Das antimon-typische, hingebungsvolle Schwärmertum findet sich freilich nur beim Fußvolk der idealistischen Weltanschauungs-Bewegungen, während die Spitzenpositionen meist von traditionalistischen Blei-Typen, jovialen Zinn-Repräsentanten, martialischen Machtmenschen oder charismatischen Gold-Typen, also gut inkarnierten Führungskräften, wie wir sie auch anderenorts in der Chef-Etagen finden, eingenommen werden.

Stibium metallicum praeparatum D 6 Ampullen

Der Metallspiegel von Antimon wird oft intravenös injiziert, um Sofort-Effekte bei einer Vielzahl von körperlichen und seelischen Krankheitsbildern zu erzielen. Er wird in so unterschiedlichen Situationen wie akuten Blutungen, Durchfällen, seelischen Krisen und Erschöpfungszuständen gegeben. Es handelt sich um eine ärztliche Maßnahme, die im Rahmen eines anthroposophischen Therapiekonzeptes erfolgt.

Birkenkohle comp. Kapseln

enthalten Grauspießglanz (Antimonit) sowie Birkenkohle und Kamillenwurzel. Die Anwendung von Antimonit bei Durchfall geht direkt auf Steiner zurück. Die formenden „antimonisierenden" Kräfte begrenzen die überschießende Flüssigkeitsbildung im Darm, während die Birkenkohle vor allem die Wiederaufnahme der Flüssigkeit anregt. Kamille wirkt zusätzlich entzündungshemmend. Geeignet auch zur Durchfallvorbeugung auf Reisen.

AURUM/STIBIUM/HYOSCYAMUS GLOBULI und die ähnlichen AURUM/ HYOSCYAMUS COMP. TROPFEN

eignen sich zur Behandlung von Rhythmusstörungen, z.B. bei Menschen mit „nervösem Herz" (wenn Organerkrankungen ausgeschlossen wurden). Antimon, hier mit dem Gold und Schwarzen Bilsenkraut kombiniert, hilft, die Zeitgestalt bei gestörten Rhythmen (auch Schlafstörungen) wieder herzustellen.

Dosierung siehe jeweils Beipackzettel.

ANTIMONIT 0,4 % CREME

enthält Grauspießglanz (Antimonit) und wird bei Ekzemen und Unterschenkelgeschwüren angewendet, vor allen wenn Stauungen zugrunde liegen, wirken sich die „einstrahlenden" Kräfte heilungsfördernd aus, wenn die Creme ein- bis zweimal täglich dünn aufgetragen wird.

Die BISMUTUM/STIBIUM CREME

besteht aus den (Halb-)Metallen Antimon (Stibium) und Wismut (Bismutum) 1:1 in niedriger Potenz (d.h. relativ hoch konzentriert, so dass die Creme leicht grau gefärbt ist). Wismut löst Verhärtungen auf und macht die Haut weich, wirkt wie Antimon entzündungshemmend, vor allem bei Geschwüren. Antimon stellt die gesunde Form wieder her. Hilft zuverlässig bei Problemen von Kopf bis Fuß, v.a. rissigen Lippen (sog. Lippenrhagaden), sowie Dornwarzen, Hornschwielen und Hühneraugen.

Die chaldäische Reihe

Die sogenannte Chaldäische Reihe hat ihre Wurzeln in der antiken Astrologie und Philosophie. Sie liegt bis heute den Wochentagen zugrunde und bestimmt damit im wörtlichen Sinne unseren All-Tag. Die Planeten dabei werden in einem Kreis angeordnet, wobei die Reihenfolge im Uhrzeigersinn den jeweiligen Umlaufzeiten entspricht (ca. 30 Jahre Saturn, ca. 12 Jahre Jupiter, 687 Tage Mars, 1 Jahr Sonne, ca. 7,5 Monate Venus, 88 Tage Merkur, 27,5 Tage Mond). Verbindet man die Planeten nun zu einem Siebenstern, so ergibt sich die Reihenfolge der Wochentage mit ihrem Bezug zu dem jeweiligen Planeten bzw. zu den entsprechenden Metall-Qualitäten: Montag (lat. *Dies Lunae*, Tag des Mondes), Dienstag (lat. *Dies Martes*, Tag des Mars), Mittwoch (lat. ***Dies Mercurii***, Tag des Merkur), Donnerstag (lat. *Dies Jovis*, Tag des Jupiter), Freitag (lat. *Dies Veneris*, Tag der Venus), Samstag (lat. *Dies Saturni*, Tag des Saturns), Sonntag (lat. *Dies Solis*). Die lateinischen Bezeichnungen der Wochentage klingen heute noch in vielen europäischen Sprachen nach.

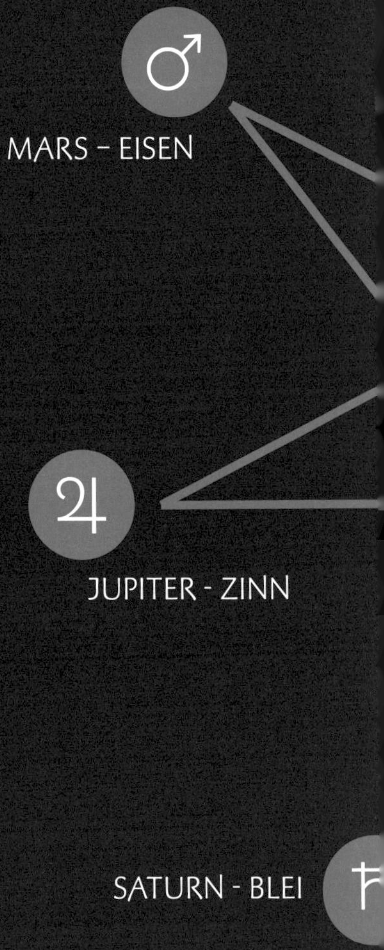

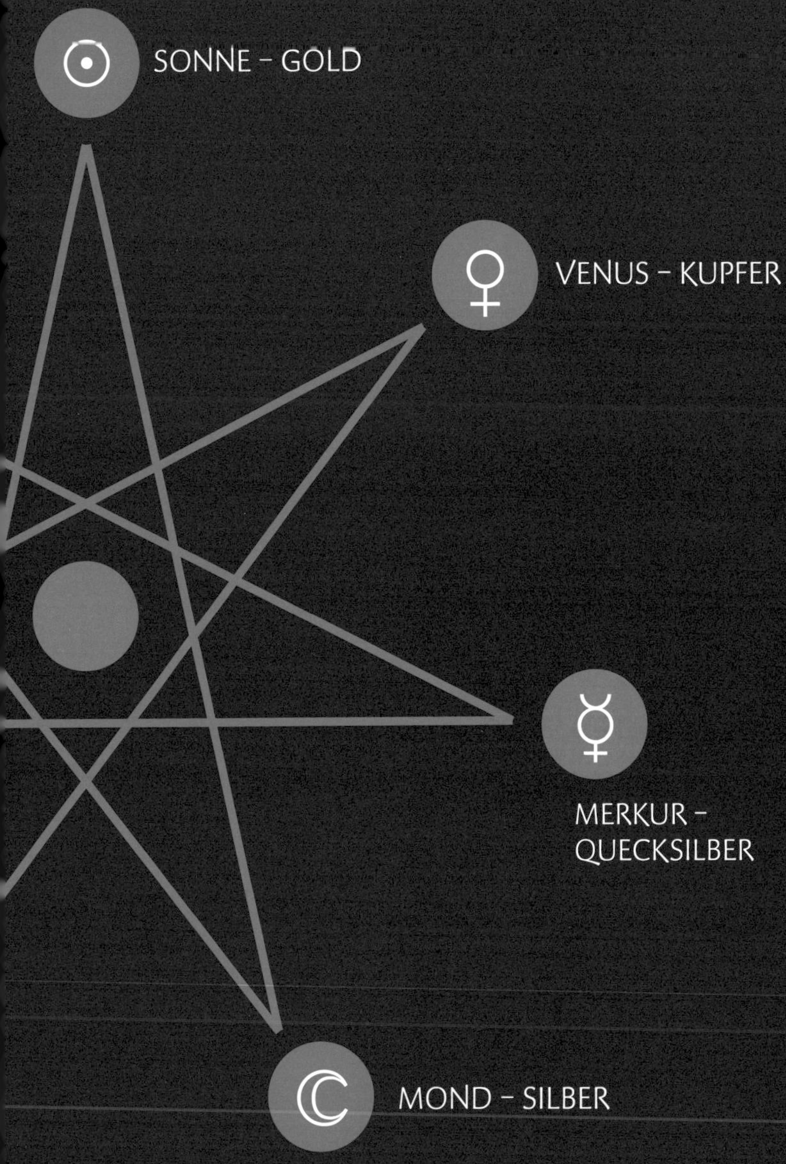
SONNE – GOLD
VENUS – KUPFER
MERKUR – QUECKSILBER
MOND – SILBER

LITERATUR

Frank Meyer, **„Scleron"** in Weleda AG (Hg): *Dorone und andere spezifische Weleda Arzneimittel*. Schwäbisch Gmünd: Weleda AG 2010

Frank Meyer, **„Aurum metallicum praeparatum"** in Weleda AG (Hg.): *Dorone und andere spezifische Weleda Arzneimittel*. Schwäbisch Gmünd: Weleda AG 2010

Frank Meyer, **Pertudoron® 1 und 2** in Weleda AG (Hg.): *Dorone und andere spezifische Weleda Arzneimittel*. Schwäbisch Gmünd: Weleda AG 2010

Wilhelm Pelikan, **Sieben Metalle. Vom Wirken des Metallwesens in Kosmos, Erde und Mensch**, Neuauflage Dornach 1996

Alla Selawry, **Metall-Funktionstypen in Psychologie und Medizin**, Heidelberg, 1985, Nachdruck Berlin 2015

Margaret L. Tyler, **Homöopathische Arzneimittelbilder,** München 2008

Dagmar Maria Uecker, **Metalle in der ganzheitlichen Medizin**, Stuttgart, 1. Auflage 2008

Heinz-Hartmut Vogel, **Wege der Heilmittelfindung**, 2 Bände, Bad Boll 1994

Zum Autor

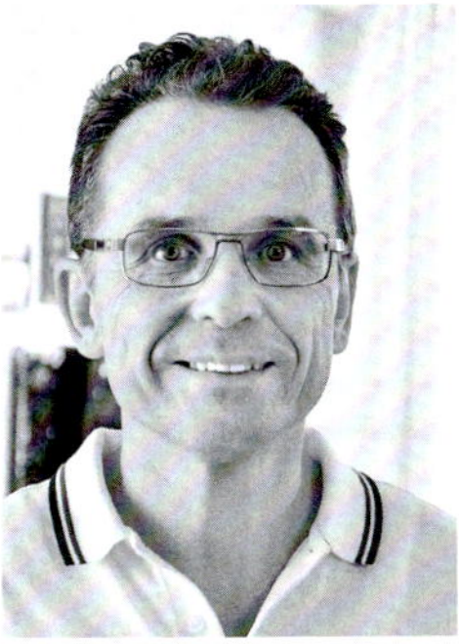

Dr. med. Frank Meyer (geb. 1960)

Facharzt für Allgemeinmedizin, Naturheilverfahren, Akupunktur, Anerkennung als Anthroposophischer Arzt. Er ist, nach sieben Jahren Kliniktätigkeit, seit 1994 als Hausarzt in Nürnberg niedergelassen und wendet seitdem die Anthroposophische Medizin und andere ganzheitliche Methoden an. Seit 1980 ist er Stammautor der Zeitschrift *Info3* – Anthroposophie im Dialog. Er hat zahlreiche Beiträge zu Fragen der komplementären Medizin und zur psychosozialen Gesundheit in Fach- und Publikumszeitschriften veröffentlicht. Seit 2001 ist er ein regelmäßiger und gefragter Referent auf Ärztekongressen, Seminaren und hält öffentliche Vorträge über vielfältige Themen der integrativen Heilkunst und der Selbstregulation. Zahlreiche Buchveröffentlichungen, u.a. *Besser Leben durch Selbstregulation* (2008), *Die Magischen 11 der heilenden Pflanzen* (zusammen mit Michael Straub 2011), *Burnout – wieder Kraft schöpfen* (Buch mit CD, 2013).

FSC
www.fsc.org
MIX
Papier aus verantwortungsvollen Quellen
FSC® C089473